Luan Ferr

Reiki
I Segreti Dell'energia di Guarigione

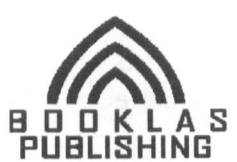

Copyright
Titolo originale: Reiki - Reiki – Os Segredos as Energia de Cura
Copyright © 2022, pubblicato nel 2024 da Luiz Antonio dos Santos ME.

Questo libro esplora le pratiche spirituali, la meditazione e la connessione con le energie cosmiche, fornendo una guida alla conoscenza di sé e all'espansione della coscienza. Ha lo scopo di ispirare lo sviluppo personale e spirituale, ma non sostituisce la guida medica, psicologica o terapeutica.

Reiki
2ª Edizione

Team di produzione della seconda edizione
Autore: Luan Ferr
Correzione di bozze: Virginia Moreira dos Santos
Progetto grafico e impaginazione: Arthur Mendes da Costa
Copertina: Anderson Casagrande Neto

Traduzione: Anton Medeiros

Pubblicazione e identificazione
Reiki / Di Luan Ferr
Edizioni Booklas, 2024
Categorie: Corpo, mente e spirito / Spiritualità
DDC: 158.1 - CDU: 613.8

Copyright
Tutti i diritti sono riservati a:
Booklas Publishing/ Luiz Antonio dos Santos ME

Questo libro non può essere riprodotto, distribuito o trasmesso, in tutto o in parte, con qualsiasi mezzo, elettronico o cartaceo, senza l'espresso consenso del titolare del copyright.

Indice dei Contenuti

Reiki I Segreti Dell'energia di Guarigione 1
Sistema Usui Reiki 4
Energia Vitale Universale 5
Capitolo 1 Canale di Guarigione 7
Capitolo 2 Fondamenti Della Filosofia 10
Capitolo 3 Ambiente Sacro 27
Capitolo 4 Le Mani Come Strumento di Guarigione 34
Capitolo 5 Tecniche per Ripristinare il Flusso di Energia 38
Capitolo 6 Reiki a Distanza 60
Capitolo 7 Reiki per gli Animali 69
Capitolo 8 Riallineare i Chakra a Distanza 77
Capitolo 9 Reiki per i Bambini 85
Capitolo 10 Integrare il Reiki Nella Vita Quotidiana del Bambino 96
Capitolo 11 Il Reiki Negli Ospedali 102
Capitolo 12 Equilibrio Emozionale 114
Capitolo 13 Lavorare il Flusso Energetico 127
Capitolo 14 Rilasciare i Blocchi Emotivi 141
Capitolo 15 Stimolare il Processo di Autoguarigione 148
Chiusura 160

Sistema Usui Reiki

Sei He Ki

Cho Ku Rei

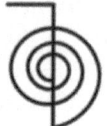

Hon Sha Ze Sho Nen

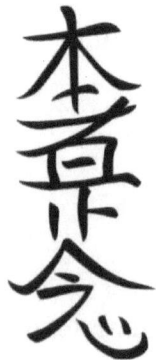

Dai Ko Myo

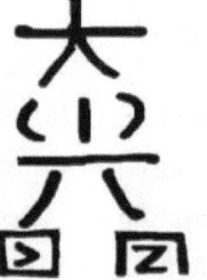

Energia Vitale Universale

Benvenuti nell'affascinante mondo del Reiki, un'antica pratica di guarigione basata sulla canalizzazione dell'energia vitale universale. In questo capitolo esploreremo i fondamenti del Reiki, il suo significato e il modo in cui questa energia può promuovere l'equilibrio e il benessere nella nostra vita.

Per comprendere il Reiki nella sua essenza, è importante conoscere le sue origini in Giappone. Il Reiki è stato sviluppato da Mikao Usui all'inizio del XX secolo e da allora si è diffuso in tutto il mondo. Mikao Usui si ispirò alle antiche pratiche di guarigione e sviluppò un sistema accessibile ed efficace per canalizzare l'energia universale e promuovere la guarigione fisica, emotiva e spirituale.

Il cuore del Reiki è la nozione di un'energia vitale universale che permea tutto ciò che ci circonda. Questa energia è conosciuta con nomi diversi nelle varie culture, come "qi" nella medicina tradizionale cinese o "prana" nella tradizione induista. Nel Reiki, questa energia è canalizzata dall'operatore e diretta a promuovere la guarigione e l'equilibrio a livello fisico, emotivo e spirituale.

Capitolo 1
Canale di Guarigione

Il ruolo essenziale dell'operatore Reiki è quello di intermediario tra l'energia vitale universale e il ricevente, svolgendo un ruolo fondamentale nel processo di guarigione. È necessario comprendere i principi e le caratteristiche che un operatore di Reiki deve coltivare, così come le responsabilità e l'etica coinvolte in questa pratica.

Il Reiki si basa sulla convinzione che esista un'energia vitale universale che scorre attraverso tutti gli esseri viventi. L'operatore Reiki agisce come un canale per questa energia, permettendole di fluire attraverso le sue mani verso il ricevente. Questa energia è intelligente e ha la capacità di ripristinare l'equilibrio e l'armonia a tutti i livelli dell'essere.

Il processo attraverso il quale il praticante Reiki si connette all'energia universale prevede la sintonizzazione, un rituale condotto da un maestro Reiki che apre e allinea i canali energetici del praticante. Questa sintonizzazione permette all'energia vitale universale di fluire liberamente attraverso il praticante, consentendogli di canalizzarla al ricevente.

Un praticante di Reiki deve coltivare un cuore aperto, amorevole e compassionevole. Queste qualità sono essenziali per stabilire una connessione profonda con il ricevente, al fine di offrire uno spazio sicuro in cui avvenga la guarigione.

L'operatore Reiki deve sviluppare la propria intuizione e sensibilità energetica. Questo gli permette di percepire i bisogni energetici del ricevente e di regolare il flusso di energia in base a questi bisogni specifici.

La pratica della consapevolezza è fondamentale per un operatore di Reiki. Essere pienamente presenti nel momento permette all'operatore di concentrarsi sull'energia Reiki e sui bisogni del ricevente, senza giudizi o distrazioni mentali.

È importante che l'operatore Reiki mantenga la riservatezza delle informazioni condivise dal ricevente durante le sessioni di guarigione. Il rispetto della privacy e della fiducia del ricevente è fondamentale.

Gli operatori di Reiki devono prendersi cura della propria salute fisica, mentale ed emotiva. Questo include la pratica regolare dell'autotrattamento e la ricerca di un supporto quando necessario, al fine di essere un canale chiaro ed efficace di energia di guarigione.

È essenziale che l'operatore Reiki rispetti le scelte e le decisioni del ricevente. Il Reiki deve essere offerto come un'opzione di guarigione, senza imporre o fare pressione sul suo utilizzo.

Comprendendo e accogliendo il ruolo dell'operatore di Reiki come canale di guarigione, sarete pronti a offrire sostegno e aiuto nel processo di guarigione degli altri. Coltivare le qualità necessarie, seguire le responsabilità etiche e il costante sviluppo personale sono elementi essenziali per essere un operatore di Reiki efficace e compassionevole.

Capitolo 2
Fondamenti Della Filosofia

Uno dei fondamenti del Reiki è la sua filosofia unica. I cinque principi del Reiki, noti anche come i Cinque Principi del Reiki o i Principi del Reiki di Mikao Usui, sono linee guida semplici ma potenti per vivere una vita armoniosa e autentica. Essi sono:

"Solo per oggi, non preoccuparti.

Solo per oggi, non arrabbiarti.

Solo per oggi, sii grato.

Solo per oggi, lavora onestamente.

Solo per oggi, sii gentile".

Questi principi invitano alla riflessione quotidiana e ci ricordano di vivere nel momento presente, di coltivare la gratitudine, di onorare il lavoro e le relazioni interpersonali e di trattare tutti con gentilezza e compassione.

Il Reiki offre un'ampia gamma di benefici per il praticante e per coloro che ricevono l'energia. A livello fisico, il Reiki può favorire la guarigione delle malattie, alleviare il dolore e il disagio e rafforzare il sistema immunitario. A livello emotivo, il Reiki aiuta a ridurre lo stress, l'ansia e la depressione, promuovendo un senso di calma e benessere. Dal punto di vista spirituale, il Reiki può risvegliare la coscienza, rafforzare la connessione con il Sé superiore e aiutare nel viaggio di autotrasformazione.

Una delle caratteristiche distintive del Reiki è il suo approccio olistico, che considera l'essere umano come un insieme integrato. Nel Reiki si comprende che le malattie e gli squilibri nascono dalla disarmonia dei diversi livelli dell'essere - fisico, mentale, emozionale e spirituale. Pertanto, il Reiki cerca non solo di trattare i sintomi, ma anche di affrontare le cause sottostanti, lavorando alla radice degli squilibri e ripristinando l'armonia in tutti gli aspetti della vita.

Il Reiki viene spesso utilizzato insieme ad altre forme di medicina e terapie alternative. La sua natura dolce e non invasiva permette di combinarlo in modo sicuro con i trattamenti medici convenzionali, l'agopuntura, il massaggio, la cristalloterapia e molto altro. Il Reiki può potenziare gli effetti di queste terapie, promuovendo una risposta di guarigione più profonda e accelerata.

Il Reiki va oltre la guarigione fisica e il sollievo dai sintomi. È uno strumento potente per cercare l'equilibrio e la conoscenza di sé. Attraverso il Reiki, possiamo connetterci con la nostra essenza più profonda, espandere la nostra consapevolezza e sbloccare il nostro potenziale interiore. Praticando regolarmente il Reiki, siamo invitati a esaminare la nostra vita, i nostri schemi di pensiero e i nostri comportamenti, consentendo un viaggio di auto-trasformazione e di crescita personale.

I principi del Reiki:

Vivere con armonia ed equilibrio

I principi del Reiki sono fondamentali per praticare e vivere una vita armoniosa ed equilibrata. Rappresentano un insieme di insegnamenti e linee guida che aiutano lo sviluppo personale, l'autotrasformazione e la ricerca della pace interiore. In questo capitolo conoscerete in dettaglio ciascuno dei principi del Reiki, comprendendone l'essenza e imparando ad applicarli nella vostra vita quotidiana per vivere in armonia ed equilibrio.

"Solo per oggi, non mi preoccupo".

Il primo principio del Reiki è un invito a lasciare andare le preoccupazioni e le ansie per il passato e il futuro e a concentrarsi sul presente. Ci ricorda l'importanza di vivere pienamente il momento presente, lasciando andare le preoccupazioni che ci impediscono di godere appieno della vita.

Ecco le tecniche per coltivare la consapevolezza del presente, come la pratica della mindfulness e lo sviluppo di una mentalità di accettazione e fiducia nel flusso della vita.

La mindfulness è un approccio che ci invita a dirigere la nostra attenzione al momento presente, senza giudizi o attaccamenti a pensieri, emozioni o esperienze. Praticando la mindfulness, si può diventare più consapevoli dei propri schemi mentali ed emotivi, permettendo di rispondere in modo più compassionevole e consapevole alle situazioni che si presentano.

Esistono diverse tecniche di mindfulness che potete incorporare nella vostra routine quotidiana. Una di queste è la pratica della respirazione consapevole, in cui dirigiamo la nostra attenzione alla sensazione del respiro che entra ed esce dal corpo. Concentrandosi sul respiro, è possibile connettersi al momento presente e calmare la mente agitata. Si può praticare la respirazione consapevole in qualsiasi momento della giornata, dedicando qualche minuto a concentrarsi esclusivamente sul respiro, lasciando che sia lui a guidarci verso il momento presente.

Un'altra tecnica utile è l'osservazione dei propri sensi. Rivolgendo l'attenzione alle sensazioni che si provano attraverso i sensi - come il tatto, la vista, il suono, l'olfatto e il gusto - è possibile connettersi più pienamente con il momento presente. Per esempio, durante una passeggiata, potete concentrarvi sulle sensazioni dei vostri piedi che toccano il suolo, sui colori e le forme che vi circondano, sui suoni della natura o sul profumo dei fiori. Questa pratica aiuta a rallentare, a essere presenti e ad apprezzare la bellezza e le meraviglie che ci circondano.

Oltre alla mindfulness, è importante anche sviluppare una mentalità di accettazione e fiducia nel flusso della vita. Questo significa riconoscere che non sempre si possono controllare le circostanze esterne, ma si può scegliere come reagire ad esse. La vita è piena di cambiamenti e di sfide e coltivare una mentalità di accettazione permette di abbracciare l'impermanenza e di trovare pace nel mezzo dell'incertezza. Fidandovi del flusso della vita, potete aprirvi alle opportunità che si presentano e adattarvi alle situazioni con flessibilità e resilienza.

È possibile sviluppare questa mentalità praticando l'abbandono e la fiducia. Si tratta di abbandonare la necessità di un controllo eccessivo e di lasciare che la vita si svolga in modo naturale. Si può praticare l'abbandono attraverso la meditazione, visualizzando se stessi mentre liberano ogni resistenza o attaccamento ai risultati, confidando che l'universo ci guiderà nella giusta direzione. È utile anche coltivare la gratitudine per il presente e trovare un significato e un apprendimento in ogni esperienza, sia essa positiva o impegnativa.

Incorporando queste tecniche di mindfulness e di accettazione mentale, si può diventare più presenti, consapevoli e resilienti. Queste pratiche ci aiutano a vivere con armonia ed equilibrio, permettendoci di apprezzare pienamente ogni momento e di rispondere con saggezza alle circostanze che ci si presentano.

"Solo per oggi, non mi arrabbio".

Il principio del Reiki "Solo per oggi, non mi arrabbio" invita a esplorare i modi per rilasciare la rabbia, l'irritazione e l'ostilità nelle interazioni con gli altri. È un invito a coltivare la compassione, l'empatia e la pazienza, anche nelle situazioni più difficili. In questo contesto, esploreremo strategie pratiche per gestire lo stress e le emozioni negative, cercando soluzioni pacifiche e sviluppando una maggiore intelligenza emotiva.

Praticare la respirazione consapevole:

La respirazione consapevole è una tecnica semplice ma potente che aiuta a calmare la mente agitata e a trovare l'equilibrio emotivo. Concentrandosi sul respiro, si può dirigere l'attenzione sul presente, lasciando andare i pensieri e le emozioni negative che portano all'irritazione. Praticare regolarmente la respirazione consapevole permette di coltivare la serenità interiore e di rispondere alle situazioni difficili in modo più calmo ed equilibrato.

Sviluppare l'intelligenza emotiva:

L'intelligenza emotiva è la capacità di riconoscere, comprendere e gestire le proprie emozioni e quelle degli altri. Sviluppando questa abilità, è possibile aumentare la propria consapevolezza emotiva e adottare una prospettiva più compassionevole di fronte a conflitti e disaccordi. Si può praticare l'intelligenza emotiva attraverso l'autoriflessione, l'empatia e il dialogo aperto e onesto. Coltivando questa abilità, si possono trovare modi costruttivi per gestire le emozioni negative ed evitare che si trasformino in irritazione o rabbia.

Quando si affrontano situazioni difficili e conflitti, è importante cercare soluzioni pacifiche piuttosto che reagire con ostilità o aggressività. Ciò richiede lo sviluppo di abilità comunicative efficaci, come l'ascolto attivo e l'espressione non violenta. L'ascolto attivo consente di comprendere realmente le prospettive degli altri, mentre l'espressione non violenta aiuta a comunicare sentimenti e bisogni in modo rispettoso e costruttivo. Adottando questi approcci, è possibile promuovere la comprensione reciproca e trovare soluzioni vantaggiose per tutte le parti coinvolte.

Praticando queste strategie, si coltiva una postura di compassione, empatia e pazienza di fronte alle situazioni difficili. Imparate a liberarvi dalla rabbia e dall'irritazione, cercando soluzioni pacifiche che promuovano l'armonia e il benessere di tutte le persone coinvolte. L'obiettivo è creare un ambiente di relazioni sane, in cui prevalgano comprensione, rispetto e cooperazione.

"Solo per oggi, sono grato".

Il principio del Reiki "Solo per oggi, sono grato" vi ricorda l'importanza della gratitudine nel vostro viaggio per vivere in armonia ed equilibrio. La gratitudine è un atteggiamento potente che permette di riconoscere e apprezzare le benedizioni e le opportunità presenti nella vita, anche nelle situazioni più difficili. In questo contesto, esploreremo modi pratici per coltivare la gratitudine, come tenere un diario della gratitudine, praticare l'apprezzamento e compiere azioni gentili.

Tenere un diario della gratitudine è una pratica semplice ma trasformativa. Dedicando ogni giorno del tempo a scrivere le cose per cui si è grati, si allena la mente a concentrarsi sulle esperienze positive e sui doni ricevuti. Potete iniziare elencando ogni giorno tre cose per cui siete grati, che si tratti di un momento speciale, di una persona cara, di un risultato o anche di qualcosa di semplice, come apprezzare la bellezza della natura. Questa pratica vi aiuta a coltivare una mentalità di abbondanza e a riconoscere la presenza costante di cose buone nella vostra vita.

La pratica dell'apprezzamento consiste nel rivolgere la propria attenzione ai dettagli e ai momenti preziosi che spesso passano inosservati. Potete allenare la vostra mente ad apprezzare la bellezza che vi circonda, sia che si tratti di ammirare un tramonto, di sentire il calore del sole sul viso o di assaporare un pasto delizioso. Sintonizzandosi su queste esperienze, si può sviluppare una maggiore sensibilità verso le cose semplici e meravigliose che arricchiscono la vita. La pratica dell'apprezzamento aiuta a coltivare un atteggiamento di costante gratitudine, anche di fronte alle sfide.

Esprimere gratitudine attraverso atti di gentilezza è un modo potente per alimentare l'energia positiva nella vostra vita e condividerla con gli altri. Si possono praticare semplici atti di gentilezza, come offrire un sorriso, fare un gesto gentile o aiutare qualcuno in difficoltà. Queste azioni non solo portano gioia e gratitudine agli altri, ma aiutano anche a coltivare un cuore generoso e compassionevole. Agendo con gentilezza, si semina un'atmosfera di positività e gratitudine nell'ambiente circostante, creando un ciclo di benessere che si diffonde al di là di noi stessi.

Coltivando la gratitudine, si fa spazio alla crescita personale, alla felicità e all'equilibrio interiore. La gratitudine vi permette di riconoscere l'abbondanza che vi circonda e vi mette in contatto con una visione più ampia e positiva della vita. Diventando più consapevoli delle cose per cui si è grati, si è in grado di attrarre più esperienze positive e di coltivare relazioni sane. La gratitudine vi aiuta a vivere con pienezza e a trovare gioia in ogni momento del vostro cammino.

"Solo per oggi, lavoro onestamente".

Il principio del Reiki "Solo per oggi, lavoro onestamente" vi invita a riflettere sull'importanza dell'onestà e dell'integrità nel vostro percorso di vita. Agire con sincerità, trasparenza ed etica è essenziale per vivere in modo autentico e in equilibrio. In questo contesto, esploreremo le pratiche che vi aiutano a incorporare l'onestà in tutti gli ambiti della vostra vita, dalle azioni quotidiane alle relazioni e alle attività professionali.

Praticare l'autenticità significa essere fedeli a se stessi e agire in conformità con i propri valori e principi. Ciò significa esprimere chi siete in modo genuino e sincero, senza temere giudizi o rifiuti. Connettendosi con la propria essenza, si sarà in grado di lavorare onestamente, rimanendo fedeli alle proprie convinzioni ed evitando di compromettere la propria integrità. L'autenticità vi permette di stabilire una solida base per le vostre azioni, promuovendo una vita in armonia e congruenza.

Per lavorare in modo onesto, è essenziale allineare le proprie azioni ai valori più profondi. Ciò richiede consapevolezza di sé e una riflessione continua su ciò che è veramente importante per voi. Identificando i vostri valori e fissando obiettivi in linea con essi, potete assicurarvi che le vostre azioni siano coerenti con chi siete e con ciò in cui credete. Questo vi permette di evitare comportamenti disonesti e di coltivare un senso di integrità in tutti gli ambiti della vostra vita.

Lavorare onestamente significa anche stabilire dei limiti sani nelle relazioni e nelle attività professionali. Ciò significa saper dire "no" quando è necessario e rispettare i propri limiti e le proprie esigenze. Stabilendo confini chiari, proteggete la vostra integrità e garantite che le vostre azioni siano autentiche e in linea con i vostri valori. Stabilire confini sani promuove anche relazioni sane e rispettose, allontanandovi da situazioni in cui potreste essere tentati di agire in modo disonesto.

Praticando l'onestà in tutti gli ambiti della vostra vita, coltivate una solida base per la vostra crescita personale e per costruire relazioni sane. L'onestà consente di vivere in modo integro, onorando i propri principi e valori e contribuendo allo sviluppo di una coscienza chiara e di una solida reputazione. Lavorare onestamente è un invito ad agire in modo sincero ed etico, creando un impatto positivo sul vostro ambiente e contribuendo a un mondo più onesto e armonioso.

"Solo per oggi, sono gentile con tutti gli esseri viventi".

Il principio del Reiki "Solo per oggi, sono gentile con tutti gli esseri viventi" vi ricorda l'importanza della gentilezza e della compassione nel vostro rapporto con tutti gli esseri viventi. Questo approccio compassionevole vi invita a trattare ogni essere con rispetto, comprensione e amore, riconoscendo che tutti condividiamo una profonda interconnessione. Esploreremo pratiche e riflessioni che ci aiutano a incorporare la gentilezza nella nostra vita, a coltivare l'empatia, a offrire servizio agli altri, a praticare il perdono e la riconciliazione, nonché a valorizzare l'interdipendenza e la connessione con la natura.

L'empatia è la capacità di mettersi nei panni dell'altro, comprendendo i suoi sentimenti e le sue prospettive. Coltivando l'empatia, si espande la propria consapevolezza al di là di se stessi, riconoscendo la comune umanità che si condivide con tutte le forme di vita. Questo permette di trattare gli altri con gentilezza, considerazione e compassione, valorizzando le loro esperienze e cercando modi per aiutarli e sostenerli.

La pratica del servizio agli altri permette di esprimere attivamente la gentilezza. Offrendo il vostro tempo, la vostra energia e le vostre risorse per aiutare i bisognosi, vi rivolgete con amore e compassione. Potete cercare opportunità di servizio nella vostra comunità, sia attraverso il volontariato, le donazioni o semplici atti di gentilezza nella vostra vita quotidiana. Servendo gli altri, contribuite a creare un mondo più gentile e compassionevole.

Praticare il perdono e la riconciliazione:

Il perdono e la riconciliazione sono pratiche potenti per coltivare la gentilezza nelle nostre relazioni. Riconoscendo che siamo tutti esseri imperfetti, si può lavorare sul perdono, liberando i risentimenti e le ferite del passato. Questo permette di stabilire relazioni più sane e amorevoli, basate sulla comprensione, sul rispetto e sulla ricerca dell'armonia. La riconciliazione ci invita anche a guardare oltre le differenze e a cercare l'unità e la comprensione reciproca.

Riconoscendo l'interdipendenza di tutti gli esseri viventi, si può sviluppare un profondo rispetto e cura per la natura e gli animali. Valorizzare il legame con la natura porta ad agire in modo da preservare e proteggere l'ambiente, promuovendo la sostenibilità e l'equilibrio. Si può praticare il contatto con la natura, come le passeggiate nei boschi, i momenti di contemplazione all'aperto e le pratiche ecologiche, per rafforzare il proprio legame con il mondo naturale e alimentare la gentilezza verso tutte le forme di vita.

Vivendo con gentilezza verso tutti gli esseri viventi, si contribuisce alla creazione di un mondo più armonioso e amorevole. La gentilezza permette di riconoscere la bellezza e il valore intrinseco di ogni essere, promuovendo il rispetto, la comprensione e la cura reciproca. Praticando la gentilezza, aprite il vostro cuore alla profonda connessione e interdipendenza che vi unisce a tutti gli esseri viventi, vivendo in armonia ed equilibrio con il mondo circostante.

Esplorare e praticare questi principi del Reiki aiuta a trasformare la vostra vita e il vostro rapporto con il mondo circostante. Vi guidano verso un'esistenza più consapevole, amorevole e compassionevole, permettendovi di vivere in armonia ed equilibrio. Incorporando questi principi nella vostra vita quotidiana, potete sperimentare una profonda trasformazione interiore e contribuire a costruire un mondo più pacifico e armonioso.

Capitolo 3
Ambiente Sacro

È importante prepararsi adeguatamente alla pratica del Reiki, creando un ambiente sacro che faciliti questa connessione e ne potenzi gli effetti curativi. Prepararsi energeticamente e fisicamente prima di iniziare una sessione di Reiki aiuta ad approfondire l'esperienza e a creare uno spazio favorevole alla canalizzazione dell'energia vitale universale.

Per creare un ambiente favorevole e prepararsi adeguatamente alla pratica del Reiki, è importante considerare sia gli aspetti fisici che quelli mentali ed emotivi. Analizziamo ciascuno di questi aspetti in dettaglio:

Scegliere un luogo tranquillo e privo di distrazioni per praticare il Reiki. Potrebbe essere una stanza specifica della casa, uno spazio all'aperto o qualsiasi altro luogo in cui vi sentite a vostro agio e in pace.

Mantenete lo spazio pulito e ordinato, creando un'atmosfera armoniosa. Prendetevi un momento per organizzare gli oggetti, assicurandovi che non ci sia disordine che possa interferire con l'energia dell'ambiente.

Utilizzate elementi che favoriscano la tranquillità e la connessione con l'energia universale. Candele, incensi, cristalli e piante sono ottime opzioni per creare un ambiente sacro. Scegliete quelli da cui vi sentite attratti e che risuonano con voi.

Prima di praticare il Reiki, purificate l'ambiente per liberare l'energia negativa accumulata. Potete usare tecniche come fumare con erbe sacre, cospargere l'acqua con oli essenziali o semplicemente aprire le finestre per far entrare aria fresca.

Come diventare canalizzatore

Per diventare un canalizzatore di Reiki e aiutare gli altri nella loro pratica, è necessario sviluppare le capacità che consentono di entrare in sintonia con la fonte dell'energia vitale. Per farlo, trovate un luogo tranquillo e privo di distrazioni dove potete sedervi comodamente.

Chiudete gli occhi e fate alcuni respiri profondi, rilassando il corpo e calmando la mente.

Immaginate che intorno a voi ci sia una fonte di energia vitale universale. Potrebbe essere rappresentata da una luce bianca e brillante o da qualsiasi altra immagine che risuoni con voi.

Visualizzate questa energia che si avvicina e avvolge tutto il vostro corpo. Sentitela riempire ogni cellula, nutrirvi e rivitalizzarvi.

Permettete a voi stessi di immergervi in questa energia, connettendovi profondamente con essa. Sentitevi avvolti da un senso di pace, amore e armonia.

Stabilite un'intenzione chiara per l'esercizio. Ad esempio, potreste voler canalizzare l'energia per voi stessi, per promuovere l'equilibrio e il benessere, oppure canalizzare questa energia per qualcun altro.

Posizionate le mani sul corpo, in posizioni che ritenete intuitive o seguendo un protocollo di posizioni Reiki che vi illustreremo nel corso del libro.

Visualizzate l'energia vitale che scorre dalle mani al corpo, nutrendo ogni cellula e bilanciando i sistemi energetici.

Concentratevi sulla sensazione dell'energia che scorre attraverso di voi. Notate eventuali sensazioni di calore, formicolio o leggerezza che si possono manifestare nelle mani o nel corpo.

Rimanete in questo stato per qualche minuto, permettendovi di sperimentare di essere un canalizzatore dell'energia vitale universale. Sentitevi connessi e in armonia con l'energia che scorre attraverso di voi.

Ringraziate l'energia vitale universale per essersi connessa e aver fluito attraverso di voi.

Riportate lentamente l'attenzione all'ambiente circostante. Aprite gli occhi quando vi sentite pronti.

Ripetete questo esercizio regolarmente, mettendo da parte del tempo per connettervi con l'energia vitale universale e sviluppare le vostre capacità di canalizzazione. Man mano che vi eserciterete, sperimenterete una maggiore sensibilità e una connessione più profonda con l'energia.

Ricordate che la pratica del Reiki implica un'intenzione amorevole, un'etica e un rispetto per l'energia e le persone. Se volete diventare un praticante di Reiki più esperto, prendete in considerazione la possibilità di ricevere iniziazioni e formazioni adeguate per approfondire le vostre conoscenze e affinare le vostre abilità.

Questo esercizio pratico è un punto di partenza, e il viaggio del praticante di Reiki è una ricerca continua di apprendimento e crescita. Godetevi il vostro viaggio mentre esplorate e vi connettete con l'energia vitale universale attraverso il Reiki.

Ora che conoscete la tecnica per connettervi con la fonte dell'energia vitale, è importante acquisire altre conoscenze prima di iniziare a praticare, come ad esempio prendersi del tempo per rilassare la mente e calmare le emozioni. La meditazione e la respirazione consapevole sono tecniche potenti a questo scopo. Prendetevi qualche minuto per concentrarvi sul vostro respiro, facendolo diventare più profondo e calmo. Questo aiuta a calmare il sistema nervoso e a entrare in uno stato di maggiore ricettività.

Stabilite sempre un'intenzione chiara e positiva per la vostra pratica del Reiki. Concentratevi su ciò che volete ottenere, sia che si tratti di guarigione fisica, emotiva o spirituale. Formulate affermazioni positive che esprimano questa intenzione e ripetetele per rafforzare la vostra concentrazione.

Prima di iniziare la pratica, ricordate i principi del Reiki e cercate di allineare i vostri pensieri e le vostre emozioni con questi valori. Compassione, gratitudine, onestà e gentilezza sono aspetti essenziali che possono essere coltivati nel vostro stato mentale ed emotivo.

Preparandovi adeguatamente, creerete un ambiente sacro e favorevole alla pratica del Reiki. La preparazione fisica, mentale ed emotiva aumenta la vostra capacità di canalizzare efficacemente l'energia vitale universale, estendendo i benefici della pratica. Ricordate che la preparazione va oltre l'ambiente fisico e coinvolge anche la vostra mentalità e il vostro stato emotivo, fornendo un'esperienza più profonda e significativa di connessione con l'energia del Reiki.

Capitolo 4
Le Mani Come Strumento di Guarigione

È importante comprendere il potere delle mani come strumento di guarigione nel contesto del Reiki. Comprendete l'importanza dei chakra e come sono collegati all'energia vitale e al processo di guarigione, nonché le tecniche di posizionamento delle mani utilizzate dai praticanti di Reiki per dirigere e bilanciare l'energia nei chakra.

Ci sono sette chakra principali che svolgono un ruolo nella circolazione dell'energia vitale.

Il flusso di energia verso i chakra dalle mani dell'operatore Reiki è una parte essenziale della pratica. Nel Reiki, l'energia vitale universale viene convogliata attraverso le mani dell'operatore verso il ricevente, passando attraverso i chakra.

I chakra sono centri energetici situati lungo la colonna vertebrale, ognuno dei quali corrisponde a diversi aspetti fisici, emotivi e spirituali dell'essere umano. Sono considerati punti di connessione tra il corpo e la coscienza.

Le mani dell'operatore Reiki sono utilizzate come canale per l'energia vitale universale. Esse fungono da veicolo per dirigere l'energia verso i chakra del ricevente, promuovendo l'equilibrio e la guarigione.

Prima di iniziare a canalizzare l'energia, l'operatore stabilisce una chiara intenzione e si connette con l'energia Reiki. Questo può essere fatto attraverso la meditazione, la respirazione consapevole o qualsiasi altra tecnica che aiuti ad aumentare la consapevolezza e a stabilire una connessione con l'energia universale.

Con le mani attivate dall'energia Reiki, l'operatore le posiziona delicatamente sui chakra del ricevente o vicino ad essi. Queste posizioni variano a seconda del protocollo Reiki e dello scopo della sessione. Il flusso di energia inizia quando l'operatore dirige la sua intenzione di canalizzare l'energia verso i chakra specifici.

L'operatore agisce come un canale, permettendo all'energia vitale universale di fluire attraverso le sue mani verso i chakra del ricevente. L'energia segue il percorso naturale del flusso nei chakra, rivitalizzando, equilibrando e armonizzando il sistema energetico.

Convogliando l'energia attraverso i chakra, l'operatore cerca di ripristinare l'equilibrio e l'armonia nei diversi aspetti della vita, come quello fisico, emotivo, mentale o spirituale.

Il flusso di energia dei chakra attraverso le mani dell'operatore aiuta a stimolare il sistema di autosanità del ricevente, promuovendo la guarigione naturale e il benessere generale.

La pratica del flusso di energia dei chakra nel Reiki non porta solo benefici fisici ed emotivi, ma può anche portare a un maggiore sviluppo spirituale e all'espansione della coscienza.

Comprendendo come l'energia dei chakra fluisce dalle mani dell'operatore Reiki, sarete pronti ad approfondire la vostra pratica e ad esplorare le sfumature di questa connessione energetica. Ricordate di praticare con amore, intenzione e rispetto, cercando sempre il beneficio e il benessere del ricevente.

Capitolo 5
Tecniche per Ripristinare il Flusso di Energia

Radice (chakra di base)

Il chakra della radice, noto anche come Muladhara, si trova alla base della colonna vertebrale, nella regione del perineo. Questo chakra è associato alla nostra connessione con la terra, al senso di sicurezza, alla stabilità e al senso di appartenenza. Stabilizzando il flusso energetico del chakra della radice (Muladhara), si possono ottenere diversi benefici.

Il chakra della radice è collegato a un senso di sicurezza, stabilità e solide fondamenta. Riequilibrando questo chakra, si può sperimentare un senso di sicurezza emotiva, di fiducia e di stabilità interiore, che aiuta ad affrontare le sfide della vita in modo più calmo e resiliente.

Il chakra della radice è collegato alla terra e alla natura. Quando questo chakra è equilibrato, ci sentiamo più radicati e connessi al mondo che ci circonda. Questo ci aiuta a provare un maggiore senso di appartenenza, ad affrontare i cambiamenti e a creare una solida base per la crescita personale.

Il chakra della radice è anche associato all'energia fisica e alla vitalità. Stabilizzando il flusso di energia in questo chakra, il ricevente sperimenta un aumento dell'energia fisica, si sente più energico e motivato a svolgere le proprie attività quotidiane.

Il bilanciamento del chakra della radice contribuisce anche allo sviluppo della fiducia e dell'autostima. Quando ci sentiamo sicuri e stabili, è più facile fidarsi di noi stessi, delle nostre capacità e prendere decisioni in modo più deciso.

Un chakra della radice equilibrato rafforza la capacità di affrontare lo stress e le sfide della vita. Ci aiuta ad adattarci ai cambiamenti, a superare gli ostacoli e a riprenderci rapidamente nelle situazioni difficili.

Il chakra della radice è ancora legato al grounding, cioè alla connessione con la realtà fisica e presente. Quando questo chakra è equilibrato, si avverte una sensazione di maggiore presenza e radicamento e il ricevente è in grado di affrontare meglio le esigenze della vita quotidiana.

Stabilizzando il flusso energetico del chakra della radice, promuovete l'equilibrio e l'armonia nel ricevente, che sia voi o qualcun altro, sia emotivamente che fisicamente. Ciò si traduce in un maggior senso di sicurezza, fiducia, vitalità e resilienza, permettendo al ricevente di muoversi nella vita con maggiore stabilità e tranquillità.

Per stabilizzare il flusso di energia vitale dal chakra della radice, se avete seguito gli insegnamenti descritti sopra, potete adottare la seguente posizione delle mani:

Seduti (se si applica su qualcun altro) o sdraiati (se si applica da soli), mettete le mani sulla regione del coccige, alla base della colonna vertebrale. I palmi delle mani devono essere rivolti verso il basso e toccare leggermente il corpo.

Mantenere le dita rilassate, senza esercitare una pressione eccessiva. Lasciate che le mani si posino naturalmente sul chakra della radice.

In questa posizione, visualizzate e sentite l'energia del Reiki che scorre dalle vostre mani al chakra della radice. Immaginate che l'energia vitale universale nutra e rafforzi questo centro energetico, creando una sensazione di stabilità e sicurezza.

Rimanete in questa posizione per qualche minuto, lasciando che l'energia fluisca liberamente. Sentitevi radicati e connessi alla terra, assorbendo la sua energia di sostegno.

Mentre le mani sono posizionate sul chakra della radice, è comune che il ricevente (voi o qualcun altro) percepisca sensazioni come calore, formicolio o pulsazione nelle mani o nella regione del coccige. Queste sensazioni indicano che l'energia del Reiki viene canalizzata e che il chakra della radice viene equilibrato.

Questa posizione delle mani sul chakra della radice aiuta ad ancorare l'energia, rafforzando il senso di sicurezza e di stabilità emotiva. Bilanciando questo chakra, il ricevente si sentirà più connesso al presente, radicato e fiducioso nell'affrontare le sfide quotidiane.

Approfondendo la vostra pratica del Reiki, potete esplorare altre posizioni delle mani per il chakra della radice e scoprire quelle che vi danno maggior benessere ed efficacia.

Esplorando il chakra della radice e le posizioni delle mani per questo chakra, promuoverete l'equilibrio e l'armonia, rafforzerete la base energetica e coltiverete un senso di sicurezza e stabilità.

Sacrale (chakra sacrale)

Il chakra sacrale, noto anche come chakra dell'ombelico o chakra del sesso, si trova sotto l'ombelico nella regione pelvica. È associato alla creatività, alla sensualità, alle emozioni e all'energia sessuale. Lavorare con questo chakra risveglia ed equilibra questi aspetti della vita.

Quando si pongono le mani sul chakra sacrale durante una pratica di Reiki, si incanala l'energia vitale universale in quest'area specifica, promuovendo l'equilibrio e l'armonia. La posizione delle mani sul chakra sacrale può variare, ma in genere prevede di appoggiare le mani sulla zona sotto l'ombelico, con i palmi rivolti verso il basso o verso l'interno, per dirigere l'energia verso questo centro energetico. Se l'operatore è di sesso opposto al ricevente, o per non creare una situazione di disagio, le mani possono essere posizionate sui lati del corpo del ricevente all'altezza della regione pelvica, sempre con i palmi rivolti verso l'interno.

Ecco alcuni dei principali aspetti e benefici legati al bilanciamento del chakra sacrale:

Il chakra sacrale è associato alla creatività e all'espressione artistica. Quando questo chakra è equilibrato, il ricevente sperimenta un aumento dell'ispirazione creativa e una connessione più profonda con l'espressione individuale.

Questo chakra è anche legato alla sensualità, al piacere e all'energia sessuale. Bilanciando il chakra sacrale, il ricevente coltiva una maggiore consapevolezza e accettazione della propria sessualità, oltre a sperimentare un maggiore senso di piacere in tutti gli ambiti della vita.

Il chakra sacrale influenza le emozioni e la capacità di gestirle in modo sano. Lavorando con questo chakra, il ricevente trova l'equilibrio emotivo, permettendo alle emozioni di fluire liberamente, senza repressioni o eccessi.

Questo chakra è legato all'energia vitale e alla vitalità. Quando il chakra sacrale è equilibrato, il ricevente sperimenta un aumento dell'energia fisica e della capacità di godere pienamente della vita.

Il chakra sacrale è anche legato alle relazioni e all'intimità. Un chakra sacrale equilibrato può aiutare a promuovere relazioni sane e autentiche, consentendo la connessione più profonda e significativa con gli altri.

Posizionando le mani sul chakra sacrale e incanalando l'energia del Reiki, si contribuisce a risvegliare la creatività, la sensualità e l'energia emotiva, oltre a promuovere l'equilibrio e l'armonia in quest'area. Ciò può portare a una maggiore espressione creativa, a un maggiore piacere e soddisfazione nella vita, nonché a relazioni più autentiche e sane.

Plesso solare (chakra del plesso solare)

Il chakra del plesso solare, noto anche come chakra dell'ombelico o terzo chakra, si trova al centro dell'addome, appena sopra l'ombelico. È associato al potere personale, all'autostima, alla fiducia e alla forza di volontà. Lavorare con questo chakra riequilibra e rafforza questi aspetti nella vita del ricevente.

Posizionando le mani sul chakra del plesso solare durante una pratica di Reiki, possiamo canalizzare l'energia vitale universale in quest'area specifica, promuovendo equilibrio e armonia. La posizione delle mani per il chakra del plesso solare può variare, ma in genere prevede di posizionare le mani al centro dell'addome, nella zona dello stomaco, con i palmi rivolti verso il basso o verso l'interno, per dirigere l'energia verso questo centro energetico.

Alcuni dei principali aspetti e benefici legati al bilanciamento del chakra del plesso solare sono:

Potere personale:

Il chakra del plesso solare è il centro del potere personale e dell'autenticità. Quando questo chakra è equilibrato, il ricevente si sente più sicuro di sé, capace di affermare la propria identità e di prendere decisioni in linea con la propria verità interiore.

Autostima:

Questo chakra è legato all'autostima e all'amor proprio. Riequilibrando il chakra del plesso solare, il ricevente coltiva una maggiore fiducia in se stesso, accettazione e amore per se stesso.

Fiducia in se stessi:

Il chakra del plesso solare è anche legato alla fiducia in se stessi e nella vita. Lavorando con questo chakra, il ricevente rafforza la capacità di fidarsi delle proprie capacità, delle intuizioni e del flusso dell'universo.

Forza di volontà:

Questo chakra influenza la forza di volontà e la determinazione. Quando il chakra del plesso solare è equilibrato, il ricevente sperimenta una maggiore motivazione e la capacità di dedicarsi ai propri obiettivi con concentrazione e determinazione.

Digestione emotiva:

Il chakra del plesso solare è anche associato alla digestione emotiva, consentendo di elaborare e assimilare le esperienze emotive in modo sano. Bilanciando questo chakra, il ricevente migliora la propria capacità di gestire le emozioni in modo equilibrato e costruttivo.

Posizionando le mani sul chakra del plesso solare e convogliando l'energia del Reiki, si riequilibra l'energia del potere personale, dell'autostima e della fiducia del ricevente. Ciò si traduce in una maggiore assertività, fiducia in se stessi e capacità di prendere decisioni in linea con la propria verità interiore. Il ricevente si sentirà più sicuro di sé, fiducioso nelle proprie capacità e motivato a raggiungere i propri obiettivi. Inoltre, sarà in grado di elaborare e assimilare le esperienze emotive in modo sano, consentendo un maggiore benessere emotivo e mentale.

Cuore (chakra del cuore):

Il chakra del cuore, noto anche come chakra del cuore, si trova al centro del petto, all'altezza del cuore fisico. È associato all'amore incondizionato, alla compassione, al perdono, alla guarigione emotiva e alla connessione con gli altri. Lavorando con il chakra del cuore, cerchiamo di aprire il cuore a queste energie amorevoli, promuovendo un sano equilibrio emotivo.

Posizionando le mani sul chakra del cuore, l'operatore Reiki dirige l'energia vitale universale verso questo centro energetico. La posizione delle mani per il chakra del cuore può variare, ma in genere prevede di posizionare le mani al centro del petto, sopra lo sterno, con i palmi rivolti verso il basso o verso l'interno, per inviare energia a questo punto focale.

Alcuni dei principali aspetti e benefici legati al bilanciamento del chakra del cuore sono:

Amore incondizionato:

Il chakra del cuore è il centro dell'amore incondizionato, non solo verso gli altri, ma anche verso se stessi. Bilanciando questo chakra, il ricevente coltiva un amore compassionevole e un'accettazione sia per se stesso che per gli altri.

Compassione:

Questo chakra è legato alla compassione, all'empatia e alla gentilezza. Lavorando con il chakra del cuore, il ricevente sviluppa una maggiore capacità di comprendere e connettersi con i sentimenti e le esperienze degli altri, promuovendo una genuina compassione.

Guarigione emotiva:

Il chakra del cuore è responsabile della guarigione emotiva. Bilanciando questo chakra, il ricevente rilascia le ferite, i risentimenti e i blocchi emotivi, permettendo all'energia dell'amore di fluire liberamente, promuovendo così la guarigione emotiva.

Connessione interpersonale:

Questo chakra influenza la capacità di relazionarsi in modo sano e armonioso con gli altri. Bilanciando il chakra del cuore, il ricevente sperimenta una maggiore apertura a relazionarsi con gli altri in modo autentico, rispettoso e amorevole.

Equilibrio emotivo:

Il chakra del cuore svolge un ruolo importante nell'equilibrio emotivo generale. Lavorando con questo chakra, il ricevente trova uno stato di armonia ed equilibrio emotivo, permettendo alle sue emozioni di fluire naturalmente, senza eccessi o repressioni.

Posizionando le mani sul chakra del cuore e canalizzando l'energia Reiki, si invita l'energia dell'amore incondizionato, della compassione e della guarigione emotiva a fluire. Questo può portare a un cuore aperto, capace di amare e relazionarsi in modo più profondo e significativo. Il ricevente sperimenterà una maggiore compassione per se stesso e per gli altri, perdonerà più facilmente e si sentirà emotivamente equilibrato. L'energia amorevole del chakra del cuore può essere una potente fonte di guarigione e trasformazione nella nostra vita.

Gola (chakra della laringe):

Il chakra della laringe, noto anche come chakra della gola, si trova nella regione della gola, alla base del collo. È associato alla comunicazione, all'espressione personale, alla verità, alla creatività e all'autenticità. Lavorando con il chakra della laringe, cerchiamo di promuovere la chiarezza nella comunicazione, l'espressione autentica di pensieri e sentimenti e la connessione con la verità interiore.

Posizionando le mani sul chakra della laringe durante una pratica di Reiki, incanaliamo l'energia vitale universale in questo centro energetico. La posizione delle mani per il chakra della laringe può variare, ma in genere prevede l'appoggio delle mani sulla zona della gola, con i palmi rivolti verso il basso o verso l'interno, per inviare energia a questo punto focale.

Alcuni dei principali aspetti e benefici legati al bilanciamento del chakra della laringe sono:

Comunicazione chiara:

Il chakra della laringe è direttamente collegato alla comunicazione. Bilanciando questo chakra, il ricevente sperimenta un miglioramento nella capacità di esprimere i propri pensieri, sentimenti e bisogni in modo chiaro, assertivo e autentico.

Espressione autentica:

Questo chakra è responsabile dell'espressione autentica di chi siamo. Lavorando con il chakra laringeo, il ricevente scioglie i blocchi che impediscono la vera espressione della sua identità e trova il coraggio di esprimersi in modo autentico.

Verità personale:

Il chakra della laringe è legato alla verità personale. Bilanciando questo chakra, il ricevente si connette con la propria voce interiore ed esprime la propria verità in modo coerente e in linea con i propri valori e principi.

Creatività:

Questo chakra influenza anche l'espressione creativa. Bilanciando il chakra laringeo, il ricevente trova una maggiore apertura per esprimere la propria creatività attraverso la parola, la scrittura, il canto, le arti visive o altre forme di espressione creativa.

Espressione e fiducia in se stessi:

Il chakra laringeo è legato all'espressione e alla fiducia in se stessi. Lavorando con questo chakra, il ricevente sviluppa la fiducia di esprimersi liberamente, senza temere giudizi o rifiuti.

Posizionando le mani sul chakra laringeo e incanalando l'energia del Reiki, si invita l'energia della chiarezza, dell'espressione autentica e della verità a fluire in tutto il proprio essere. Ciò si traduce in una comunicazione più assertiva ed efficace, in un'espressione autentica, in una connessione con ogni verità interiore e nello sviluppo di una maggiore fiducia in se stessi. Il bilanciamento del chakra della laringe porta un senso di libertà e la capacità di esprimersi pienamente e autenticamente nel mondo.

Terzo occhio (chakra frontale):

Il chakra frontale, noto anche come chakra del terzo occhio, si trova tra le sopracciglia, nella regione della fronte. È associato all'intuizione, alla percezione, alla chiarezza mentale, alla visione interiore e alla connessione spirituale. Questo chakra rappresenta la capacità di accedere alla conoscenza al di là dei sensi fisici e di ottenere intuizioni e comprensione profonda.

Lavorare con il chakra frontale stimola l'intuizione, la chiaroveggenza e la connessione con la saggezza interiore. La posizione delle mani per questo chakra può variare, ma in genere consiste nel posizionare le mani leggermente sopra le sopracciglia, con la punta delle dita o i palmi rivolti verso il chakra.

Alcuni dei principali aspetti e benefici legati al bilanciamento del chakra frontale sono:

Intuizione e percezione:

Il chakra frontale è il centro dell'intuizione e della percezione interiore. Riequilibrando questo chakra, il ricevente sviluppa una maggiore sensibilità e consapevolezza intuitiva, che gli permette di sintonizzarsi con informazioni e conoscenze al di là di ciò che può essere percepito dai sensi fisici.

Chiarezza mentale:

Questo chakra è associato alla chiarezza mentale, alla concentrazione e alla focalizzazione. Lavorando con il chakra frontale, il ricevente sperimenta un miglioramento della chiarezza mentale, della capacità di ragionamento e dell'organizzazione dei pensieri.

Visione interiore:

Il chakra frontale è legato alla visione interiore, alla capacità di vedere oltre le apparenze e di comprendere le situazioni a un livello più profondo. Bilanciando questo chakra, il ricevente sviluppa una maggiore connessione con la saggezza interiore e ottiene intuizioni e comprensione profonda.

Connessione spirituale:

Questo chakra è il punto di connessione con la spiritualità e la dimensione spirituale. Lavorando con il chakra frontale, il ricevente rafforza la connessione con il sé superiore, gli spiriti guida e l'energia divina, consentendo un'espansione della coscienza e una maggiore connessione spirituale.

Equilibrio emotivo:

Il chakra frontale svolge anche un ruolo nell'equilibrio emotivo. Armonizzando questo chakra, il ricevente sperimenta una maggiore chiarezza emotiva, una capacità di osservare e comprendere le proprie emozioni in modo imparziale e una maggiore capacità di affrontare le sfide emotive in modo equilibrato.

Posizionando le mani sul chakra frontale e incanalando l'energia del Reiki, si invita l'energia dell'intuizione, della chiarezza mentale e della connessione spirituale a fluire attraverso tutto il proprio essere. Ciò si traduce in uno sviluppo dell'intuizione, in una maggiore capacità di discernimento e in una più profonda connessione con la saggezza interiore e il piano spirituale. Il bilanciamento del chakra frontale porta un senso di chiarezza mentale, una maggiore intuizione e un'espansione della consapevolezza spirituale.

Corona (chakra della corona)

Il chakra della corona, noto anche come chakra della corona, si trova nella parte superiore della testa, nella regione della fontanella. È il chakra più alto e rappresenta la connessione con il divino, l'energia universale e la saggezza spirituale. Questo chakra è associato alla coscienza superiore, al risveglio spirituale e alla trascendenza delle limitazioni terrene.

Lavorare con il chakra della corona rafforza la connessione con l'energia universale e la saggezza spirituale. La posizione delle mani per questo chakra può variare, ma in genere consiste nell'appoggiare delicatamente le mani sulla sommità del capo, con la punta delle dita o i palmi rivolti verso il chakra.

Alcuni dei principali aspetti e benefici legati al bilanciamento del chakra della corona:

Connessione con il divino:

Il chakra della corona è il punto di connessione con il divino, l'energia universale e la coscienza cosmica. Bilanciando e aprendo questo chakra, si rafforza la connessione spirituale, permettendo la sintonia con una forza più grande, al di là dell'io individuale.

Saggezza spirituale:

Questo chakra è associato alla saggezza spirituale e a una comprensione più profonda dell'esistenza. Lavorare con il chakra della corona dà accesso a intuizioni e conoscenze spirituali, espandendo la coscienza e sviluppando una maggiore comprensione della natura della realtà.

Risveglio spirituale:

Il chakra della corona svolge un ruolo fondamentale nel risveglio spirituale e nella ricerca dell'illuminazione. Bilanciando questo chakra, il ricevente si apre a livelli di coscienza più elevati, sperimentando un risveglio spirituale e una trasformazione interiore.

Trascendenza dei limiti terreni:

Il chakra della corona rappresenta la trascendenza dei limiti terreni e l'espansione della coscienza oltre il mondo fisico. Lavorando con questo chakra si liberano le restrizioni mentali ed emotive, permettendo una prospettiva più ampia sulla vita e una connessione più profonda con il piano spirituale.

Pace e serenità:

Il bilanciamento del chakra della corona porta un senso di pace interiore, serenità e connessione con il tutto. Aprendo questo chakra, il ricevente sperimenta una maggiore armonia interiore, tranquillità mentale e un senso di unione con l'universo.

Posizionando le mani sul chakra della corona e canalizzando l'energia Reiki, si invita l'energia della saggezza spirituale, della connessione divina e della trascendenza a fluire. Ne consegue un risveglio spirituale, una maggiore comprensione dell'esistenza, un senso di pace interiore e una profonda connessione con l'energia universale. Il bilanciamento del chakra della corona consente un'espansione della coscienza, una connessione con la saggezza spirituale e una maggiore integrazione della natura spirituale nella vita quotidiana.

Capitolo 6
Reiki a Distanza

La connessione energetica è un elemento fondamentale del Reiki a distanza, poiché permette di stabilire un legame energetico con la persona o la situazione che riceverà l'energia di guarigione. Questa connessione si stabilisce attraverso l'intenzione e la direzione dell'energia vitale universale verso il ricevente.

Esistono diversi metodi e tecniche che possono essere utilizzati per creare questa connessione energetica nel Reiki a distanza. Uno di questi metodi è la visualizzazione. Potete immaginare chiaramente la persona o la situazione nella vostra mente, visualizzandola come se fosse presente davanti a voi. Questa visualizzazione aiuta a stabilire un legame energetico, permettendo all'energia di fluire verso il ricevente.

Oltre alla visualizzazione, l'intenzione focalizzata svolge un ruolo cruciale nella creazione della connessione energetica. L'operatore dirige la propria intenzione con chiarezza e determinazione per inviare l'energia di guarigione al destinatario specifico. L'intenzione è la forza trainante del flusso energetico e la chiarezza mentale è essenziale per dirigere l'energia in modo preciso ed efficace.

Anche l'uso dei simboli sacri del Reiki può essere una tecnica utilizzata per creare la connessione energetica. Questi simboli hanno un significato potente e sono considerati chiavi che aprono le porte a diversi aspetti dell'energia Reiki. Si possono disegnare i simboli nella mente o nell'aria, mentre si dirige la propria intenzione per inviare l'energia di guarigione a distanza.

L'intenzione e la chiarezza mentale sono essenziali quando si lavora con la connessione energetica del Reiki a distanza. Stabilendo questa connessione, si crea un canale energetico tra sé e il ricevente, permettendo all'energia vitale universale di fluire liberamente. Più forte e focalizzata è la connessione, più potente sarà la trasmissione dell'energia di guarigione.

È importante sottolineare che la connessione energetica nel Reiki a distanza non è limitata dal tempo o dallo spazio. L'energia vitale universale può essere inviata a qualsiasi persona, luogo o situazione, indipendentemente dalla distanza fisica. Questa comprensione amplia le possibilità di applicazione del Reiki, consentendo alla guarigione di raggiungere qualsiasi luogo in cui vi sia una connessione energetica stabilita.

Nel Reiki a distanza, ci sono varie tecniche che possono essere utilizzate per inviare l'energia di guarigione. Una di queste tecniche è "inviare energia attraverso le mani". In questo approccio, si dirige l'energia di guarigione verso una rappresentazione simbolica della persona o della situazione che si desidera aiutare. Si può tenere in mano una fotografia, un oggetto personale o semplicemente visualizzare la persona o la situazione nella propria mente. Si tende la mano verso la rappresentazione e si invia l'energia, permettendole di fluire attraverso lo spazio fino al destinatario.

Per aiutarvi a inviare questa energia, potete usare i simboli sacri del Reiki, che sono forme geometriche specifiche che hanno significati unici e proprietà energetiche. Si possono disegnare questi simboli sul palmo della mano, nella mente o nell'aria, concentrandosi per inviarli insieme all'energia di guarigione. I simboli agiscono come "chiavi" che aprono le porte a diversi aspetti dell'energia Reiki, potenziandone l'azione a distanza.

Esistono quattro simboli principali del Reiki, ognuno con un significato e una funzione specifici. Questi simboli sono presentati nelle prime pagine del libro:

Cho Ku Rei: è il simbolo del potere e significa "Metti qui tutto il potere dell'Universo". Viene utilizzato per canalizzare, proteggere e potenziare l'energia Reiki. La spirale rappresenta la protezione in cui l'energia Reiki circonda il praticante o il ricevente.

Sei He Ki: è il simbolo della mente e delle emozioni e significa "Dio e l'uomo camminano insieme" o "Chiave dell'Universo". Viene utilizzato per armonizzare, equilibrare e guarire problemi emotivi, mentali e psichici. Serve anche a promuovere la riconciliazione, a liberare dai traumi e a purificare gli ambienti.

Hon Sha Ze Sho Nen: è il simbolo della distanza. Promuove la guarigione a distanza spaziale, temporale o karmica, indipendentemente dal fatto che la situazione sia presente, passata o futura. Questo simbolo significa "Il dio in me saluta il dio in te per promuovere la luce e la pace".

Dai Ko Myo: è il simbolo del maestro. È il collegamento tra il corpo spirituale e l'universo. Si usa per espandere la coscienza, l'intuizione e la saggezza. Viene anche utilizzato per trasmettere la sintonia Reiki agli iniziati. I colori che definiscono questo simbolo sono il viola e l'oro.

Anche i mantra svolgono un ruolo importante nell'invio di energia a distanza. Sono parole o frasi sacre che possono essere ripetute mentalmente o vocalmente durante la pratica del Reiki. Questi mantra sono la sonorizzazione dei simboli sacri presentati sopra. Si può scegliere un mantra specifico che si riferisce alla guarigione, all'armonia o a qualsiasi intenzione specifica che si desidera inviare. Ripetere il mantra aiuta a concentrare e dirigere l'energia, rafforzando l'intenzione che si sta inviando.

Per recitare il mantra, basta ripeterlo più volte.

Mantra "Cho Ku Rei

Questo è uno dei mantra più noti utilizzati nel Reiki. La sua traduzione significa "Metti qui tutta la tua forza". Il mantra Cho Ku Rei è associato all'energia del potere e della protezione. Aiuta ad aumentare l'energia del Reiki, rendendola più concentrata e potente, e può essere usato anche per pulire e purificare il campo energetico.

Mantra "Sei He Ki

Il mantra Sei He Ki si traduce come "Dio e l'uomo diventano uno". Questo mantra è legato all'energia emotiva e mentale. Aiuta a guarire i traumi emotivi, a bilanciare le emozioni, a superare le dipendenze e gli schemi negativi e a rafforzare la mente.

Mantra "Hon Sha Ze Sho Nen

Il mantra Hon Sha Ze Sho Nen è usato per connettersi all'energia universale e stabilire una connessione a distanza. La sua traduzione significa "Il Dio dentro di me saluta il Dio dentro di te". Questo mantra è usato per inviare energia a distanza, permettendo di indirizzare l'energia del Reiki a persone, situazioni o luoghi specifici, indipendentemente dalla distanza fisica.

Mantra "Dai Ko Myo

Il mantra Dai Ko Myo è conosciuto come il mantra dell'illuminazione. Rappresenta l'energia della saggezza spirituale e della coscienza elevata. Questo mantra è usato per promuovere la guarigione spirituale, il risveglio della coscienza e lo sviluppo del potenziale interiore.

È importante sottolineare che l'esatta pronuncia dei mantra può variare a seconda della tradizione o delle preferenze del praticante. La cosa più importante è l'intenzione e la vibrazione energetica che si stabilisce quando il mantra viene ripetuto. Cantando questi mantra durante la pratica del Reiki, il praticante crea una sintonia con le energie corrispondenti, attivando le loro qualità specifiche e dirigendo la guarigione secondo l'intenzione stabilita.

Per definire meglio l'intenzione e la visualizzazione, si può dire che sono elementi cruciali nel processo di invio di energia a distanza. L'intenzione dell'operatore è la forza motrice che dirige l'energia verso il ricevente. È importante avere un'intenzione chiara e positiva, focalizzata sulla guarigione e sul benessere della persona o della situazione da aiutare. La visualizzazione è la capacità di creare immagini mentali vivide e dettagliate. L'operatore può visualizzare l'energia che scorre verso il destinatario, avvolgendolo in un campo di guarigione e ripristino.

Combinando le diverse tecniche di invio di energia a distanza, come l'invio attraverso le mani, l'uso di simboli e mantra, nonché l'intenzione e la visualizzazione, l'operatore è in grado di amplificare e dirigere l'energia di guarigione con maggiore precisione. Queste tecniche sono strumenti potenti che permettono, attraverso il Reiki, di raggiungere persone e situazioni al di là dello spazio fisico, promuovendo equilibrio, armonia e guarigione a distanza.

Capitolo 7
Reiki per gli Animali

Applicare il Reiki agli animali permette loro di beneficiare di questa energia vitale universale.

Prima di applicare il Reiki agli animali, è essenziale comprendere la natura e l'energia di questi esseri. Dobbiamo capire l'energia vitale degli animali e come viene influenzata da squilibri fisici, emotivi o energetici. Esploreremo le caratteristiche uniche di ogni specie e come questo può influenzare l'applicazione del Reiki.

La connessione e l'empatia sono fondamentali quando si applica il Reiki agli animali. Esistono tecniche ed esercizi per stabilire una connessione profonda con gli animali, come la comunicazione energetica e l'osservazione consapevole. È necessario comprendere l'importanza di rispettare i limiti e i desideri degli animali quando si pratica il Reiki.

Gli animali hanno esigenze e caratteristiche diverse da quelle degli esseri umani, il che richiede l'adattamento di tecniche di Reiki come le posizioni specifiche delle mani per gli animali, tenendo conto della loro anatomia e del loro comportamento. Il trattamento può essere migliorato con l'uso di simboli Reiki e mantra, adattati al contesto animale.

L'applicazione del Reiki agli animali può portare molti benefici, sia fisici che emotivi. Il Reiki aiuta ad alleviare il dolore, ad equilibrare le emozioni, a ridurre lo stress e a promuovere la salute e il benessere generale degli animali.

Alcuni esercizi pratici possono aiutare a sviluppare le capacità di applicare il Reiki agli animali. Questi includono tecniche di posizionamento delle mani, visualizzazione e intenzione focalizzata. Imparerete a sintonizzarvi con gli animali e a canalizzare l'energia vitale universale per promuovere la guarigione e l'equilibrio in loro.

Tecniche di posizionamento delle mani:

Esistono diverse posizioni specifiche delle mani per applicare il Reiki agli animali. Queste posizioni sono adattate all'anatomia dell'animale e mirano a dirigere l'energia vitale in aree specifiche del corpo. Ad esempio, per gli animali di piccola taglia, come i gatti o i cani di piccola taglia, le mani possono essere posizionate sulla testa, sul collo, sulle spalle e sulla schiena. Per gli animali più grandi, come i cani di grossa taglia o i cavalli, le posizioni delle mani possono includere il petto, la pancia, le zampe e la parte bassa della schiena.

Ecco una guida passo passo all'applicazione del Reiki agli animali, con particolare attenzione alle posizioni delle mani e alla postura corretta:

Prima di iniziare l'applicazione del Reiki sull'animale, prendetevi un momento per calmare la mente e coltivare una chiara intenzione di guarigione e benessere per l'animale. Respirate profondamente, concentratevi sul momento presente e connettetevi con la vostra intuizione.

Trovate uno spazio tranquillo e confortevole per la sessione di Reiki. Assicuratevi che l'animale si senta sicuro e rilassato nell'ambiente scelto.

Sedetevi, inginocchiatevi o state in piedi, a seconda delle dimensioni dell'animale, mantenendo una postura eretta e rilassata. Tenete presente che la vostra postura influisce sulla qualità dell'energia e sull'applicazione del Reiki. Mantenete una posizione comoda e ricettiva.

Iniziate ad appoggiare delicatamente le mani sul corpo dell'animale, seguendo le posizioni Reiki specifiche per ogni zona. Ad esempio, per un cane di piccola taglia, si può iniziare appoggiando le mani sulla testa o sul petto. Siate delicati nel toccare l'animale, evitando movimenti bruschi o pressioni eccessive.

Mentre applicate il Reiki, mantenete le mani rilassate e ricettive. Non forzate e non cercate di manipolare l'energia. Lasciate che l'energia fluisca naturalmente attraverso le vostre mani fino all'animale.

Mantenendo le mani nelle posizioni appropriate, visualizzate una luce bianca o dorata che fluisce delicatamente dalle vostre mani nel corpo dell'animale. Visualizzate questa luce che riempie l'animale di guarigione, equilibrio e benessere.

Durante la sessione di Reiki, mantenete una connessione empatica con l'animale. Osservate le sue reazioni e rispettate i suoi limiti. Siate presenti e consapevoli dei bisogni e del benessere dell'animale.

Quando sentite che la sessione sta per finire, terminate gradualmente l'applicazione del Reiki. Togliete delicatamente le mani dall'animale, ringraziandolo per l'opportunità di condividere l'energia di guarigione.

Vale la pena ricordare che l'applicazione del Reiki a distanza agli animali segue principi simili a quelli dell'applicazione agli esseri umani, ma ci sono alcuni adattamenti specifici per affrontare la distanza fisica. Ecco alcune considerazioni e linee guida per l'applicazione del Reiki a distanza agli animali.

Come per l'applicazione del Reiki di persona, è importante prepararsi energeticamente prima di inviare energia a distanza a un animale. Prendetevi un momento per calmare la mente, connettervi con l'energia Reiki e stabilire una chiara intenzione di guarigione per l'animale.

Concentratevi per stabilire una connessione energetica con l'animale, anche a distanza. Potete visualizzare l'animale nella vostra mente, ricordando il suo aspetto, le sue caratteristiche e la sua energia. Questo aiuterà a dirigere l'energia del Reiki verso l'animale specifico.

I simboli sacri del Reiki possono essere utilizzati per amplificare e dirigere l'energia a distanza. Quando si esegue la sintonizzazione Reiki a distanza, visualizzare o disegnare i simboli Reiki sulle mani, dirigendoli verso l'animale che riceverà l'energia.

Mantenete un'intenzione di guarigione chiara e positiva per l'animale. Visualizzate l'energia Reiki che fluisce dal vostro cuore, passa attraverso le vostre mani e raggiunge l'animale, avvolgendolo in una luce di guarigione. La visualizzazione aiuta a rafforzare la connessione energetica e a dirigere l'energia con maggiore concentrazione.

Fissate un momento specifico per inviare l'energia all'animale a distanza. Trovate un luogo tranquillo dove potete concentrarvi e connettervi con l'energia del Reiki senza interruzioni. Prendetevi qualche minuto per dedicarvi completamente alla pratica di inviare energia all'animale.

Dopo aver inviato energia all'animale a distanza, ringraziatelo e terminate la sessione in modo appropriato. Augurategli ogni bene e lasciate che l'energia del Reiki fluisca liberamente, in modo che l'animale possa riceverla e utilizzarla secondo le sue necessità.

Ricordate che l'applicazione del Reiki a distanza richiede fiducia, fede e una solida connessione energetica. L'energia del Reiki è sottile ma potente e può essere inviata e ricevuta indipendentemente dalla distanza fisica.

Assicuratevi di ottenere il permesso del proprietario dell'animale prima di inviare il Reiki a distanza, per assicurarvi che tutti siano a proprio agio con questa pratica. Inoltre, siate aperti a ricevere un feedback dal proprietario dell'animale sugli effetti dell'applicazione del Reiki a distanza.

Ricordate che ogni animale è unico e può avere preferenze e sensibilità diverse. Questa procedura è solo una linea guida generale ed è importante adattarsi alla personalità e al comportamento dell'animale in questione.

Capitolo 8
Riallineare i Chakra a Distanza

Come già detto in precedenza nel Reiki, i chakra svolgono un ruolo fondamentale per la salute e il benessere del corpo, della mente e dello spirito. Quando i chakra non sono in equilibrio o sono bloccati, ciò può influire negativamente sull'energia vitale. Fortunatamente, il Reiki a distanza offre un modo efficace per riallineare i chakra. Esploriamo le tecniche e i passaggi per ripristinare l'equilibrio energetico e il benessere attraverso il riallineamento dei chakra a distanza, sia per gli esseri umani che per gli animali.

Prima di iniziare il riallineamento dei chakra a distanza, è essenziale prepararsi energeticamente. Trovate un luogo tranquillo dove potervi concentrare e stabilire una connessione con l'energia del Reiki. Respirate profondamente, visualizzatevi avvolti da una luce bianca protettiva e stabilite una chiara intenzione di riequilibrare i chakra della persona o dell'animale.

Stabilite mentalmente una connessione con la persona o l'animale che riceverà il riallineamento dei chakra a distanza. Visualizzatelo nella vostra mente, ricordando il suo aspetto e la sua energia. Sentite una connessione amorevole e compassionevole con loro, trasmettendo la vostra intenzione di guarigione.

In modo intuitivo, o sulla base delle informazioni fornite dalla persona o dal proprietario dell'animale, individuate quali chakra possono essere disallineati o bloccati. Ricordate i principi e le caratteristiche associate a ciascun chakra menzionati in precedenza per aiutarvi a identificarli.

Tenendo presente la persona o l'animale, dirigete l'energia del Reiki su ogni chakra disallineato. Usate i simboli del Reiki per amplificare e dirigere l'energia in modo più preciso. Visualizzate l'energia che fluisce dal vostro cuore e dalle vostre mani, raggiungendo ogni chakra specifico e sciogliendo eventuali blocchi o squilibri.

Mantenere un'intenzione chiara e positiva per riallineare e bilanciare ogni chakra. Accompagnate questa intenzione con affermazioni positive relative a ogni specifico chakra.

Rimanete concentrati su ogni chakra per qualche minuto, permettendo all'energia del Reiki di lavorare per riallinearlo e bilanciarlo. Sentite l'energia fluire dolcemente e ripristinare l'equilibrio in ogni chakra. Quando passate al chakra successivo, portate con voi la sensazione di armonia ed equilibrio del chakra precedente.

Dopo aver riallineato tutti i chakra, ringraziate e terminate la sessione di riallineamento a distanza. Inviate pensieri positivi di guarigione e benessere alla persona o all'animale. Permettete all'energia del Reiki di continuare a lavorare in armonia con il vostro processo di guarigione.

Il riallineamento dei chakra a distanza è una pratica potente che può portare equilibrio e benessere a persone e animali, anche quando non siamo fisicamente presenti. Attraverso la connessione energetica, l'intenzione focalizzata e la direzione dell'energia Reiki, possiamo aiutare a ripristinare l'equilibrio dei chakra e a promuovere la salute olistica. Ricordate di praticare con amore, rispetto e con il permesso appropriato. Con dedizione e pratica, potete diventare un canale efficiente di guarigione a distanza per riallineare i chakra e promuovere il benessere di tutti coloro che aiutate.

I chakra degli animali

Come spiegato in precedenza, i chakra sono situati in regioni specifiche del corpo e, sebbene abbiano una funzione identica negli esseri umani e negli animali, può esserci una leggera differenza nella posizione di ciascuno di essi.

Per rendere più efficace l'apprendimento, ecco la posizione dei chakra negli animali più comuni:

Cani:

Chakra della radice: alla base della coda.

Chakra sacrale: nella regione pelvica.

Chakra del plesso solare: al centro dell'addome.

Chakra del cuore: nella zona del petto.

Chakra della laringe: Nella regione della gola.

Chakra del terzo occhio: tra gli occhi, sulla fronte.

Chakra coronarico: alla sommità della testa.

Gatti:

Chakra della radice: alla base della coda.

Chakra sacrale: nella regione pelvica.

Chakra del plesso solare: al centro dell'addome.

Chakra del cuore: nella zona del petto.

Chakra della laringe: Nella regione della gola.

Chakra del terzo occhio: tra gli occhi, sulla fronte.

Chakra coronarico: sulla sommità del capo.

Uccelli:

Chakra della radice: alla base della coda.

Chakra sacrale: nella regione pelvica.

Chakra del plesso solare: al centro dell'addome.

Chakra del cuore: Nel petto, vicino al cuore.

Chakra della laringe: Nella regione della gola.

Chakra del terzo occhio: tra gli occhi, sulla fronte.

Chakra coronarico: alla sommità della testa.

Equino (Cavalli)

Chakra della radice: nella regione del coccige.

Chakra sacrale: nella regione pelvica.

Chakra del plesso solare: al centro dell'addome.

Chakra del cuore: nella zona del petto.

Chakra della laringe: Nella regione della gola.

Chakra del terzo occhio: tra gli occhi, sulla fronte.

Chakra coronarico: alla sommità della testa.

Bovino

Chakra della radice: nella regione del coccige.

Chakra sacrale: nella regione pelvica.

Chakra del plesso solare: al centro dell'addome.

Chakra del cuore: nella zona del petto.

Chakra della laringe: Nella regione della gola.

Chakra del terzo occhio: tra gli occhi, sulla fronte.

Chakra coronarico: sulla sommità del capo.

Ricordate che queste sono solo linee guida generali e che possono esserci variazioni individuali nella posizione dei chakra in ogni animale. È importante osservare la risposta dell'animale durante la pratica del Reiki e adattare le tecniche secondo le necessità, rispettando sempre i limiti e la sensibilità dell'animale.

Con la pratica regolare di queste tecniche, i lettori saranno in grado di sviluppare le loro abilità nell'applicare il Reiki agli animali, promuovendo la guarigione, l'equilibrio e il benessere.

Capitolo 9
Reiki per i Bambini

Nel capitolo precedente abbiamo esplorato l'applicazione del Reiki sugli animali, affrontando le peculiarità e gli adattamenti necessari per soddisfare le loro esigenze. Ora ci concentreremo sui bambini e su come possiamo adattare la pratica del Reiki per soddisfare le loro esigenze specifiche. I bambini sono naturalmente ricettivi all'energia e possono trarre enormi benefici dal Reiki nel loro percorso di crescita e sviluppo.

Esploreremo in dettaglio le caratteristiche e le esigenze specifiche dei bambini in relazione alla pratica del Reiki, nonché come adattare il Reiki per soddisfare al meglio le loro capacità e i loro livelli di comprensione.

I bambini sono naturalmente curiosi e aperti ad esplorare nuove esperienze. In questo contesto, dovremmo incoraggiare e coltivare questa curiosità spiegando i principi di base del Reiki in modo semplice e coinvolgente. Possiamo usare storie, metafore o esempi tratti dalla vita quotidiana per rendere la pratica del Reiki più accessibile e interessante per loro.

L'immaginazione è una capacità forte nei bambini e possiamo sfruttarla per rendere la pratica del Reiki più coinvolgente e divertente. Possiamo invitarli a immaginare colori vivaci, scenari magici o animali di potere durante l'applicazione del Reiki. Questo non solo stimola la creatività, ma aiuta anche i bambini a connettersi con l'energia vitale in modo più significativo.

I bambini hanno un'energia naturalmente vibrante e in continuo movimento. In questo contesto, possiamo adattare le tecniche di Reiki per includere movimenti dolci, danze morbide o giochi di movimento che permettano ai bambini di impegnarsi attivamente con l'energia e di connettersi con essa in modo più intuitivo.

È essenziale creare un ambiente sicuro, accogliente e fiducioso per la pratica del Reiki da parte dei bambini. Questo può includere la creazione di uno spazio tranquillo e piacevole in cui si sentano a proprio agio per esplorare l'energia vitale. Possiamo incoraggiare la libera espressione di emozioni e sentimenti, promuovendo un clima di rispetto e accettazione.

Considerando queste caratteristiche ed esigenze specifiche dei bambini, possiamo adattare le tecniche e gli approcci del Reiki per renderlo più attraente e accessibile a loro. Così facendo, permettiamo ai bambini di sviluppare le capacità di autocura, il benessere emotivo e la connessione con l'energia universale fin dalla più tenera età. Questo può avere un impatto positivo significativo sulla loro crescita, sul loro sviluppo e sul loro equilibrio generale.

Le tecniche di Reiki possono essere semplificate e rese adatte ai bambini. Esistono metodi pratici e accessibili che possono essere utilizzati sui bambini per canalizzare l'energia vitale universale in modo facile e divertente.

Quando si applica il Reiki a un bambino, è importante tenere conto della sua età, del suo livello di comprensione e delle sue esigenze specifiche.

Prima di iniziare la sessione di Reiki, create un ambiente tranquillo e sicuro per il bambino. Assicuratevi che lo spazio sia libero da distrazioni e che il bambino si senta a suo agio. Si può usare musica soft, luci soffuse e anche incenso soft, se il bambino si sente a suo agio.

Prima di iniziare, spiegate in modo semplice e accessibile cos'è il Reiki. Usate un linguaggio adatto all'età del bambino e raccontate una storia o un'analogia che lo aiuti a capire che il Reiki è un'energia amorevole e curativa che può aiutarlo a sentirsi meglio.

Ecco una storia che può essere adattata all'età del bambino.

"C'era una volta una bambina di nome Sofia che amava giocare all'aperto e divertirsi con i suoi amici. Un giorno, mentre era al parco, Sofia cadde e si fece male al ginocchio. Sentiva dolore ed era triste perché non poteva più giocare come prima.

Proprio in quel momento apparve una fata magica di nome Bella. Bella aveva ali lucenti e un sorriso caloroso. Disse a Sofia: "Ciao, tesoro! Sono fata Bella e posso aiutarti a sentirti meglio con la magica energia del Reiki".

Sofia guardò con curiosità la fata e chiese: "Cos'è il Reiki, fata Bella?".

Bella spiegò: "Il Reiki è come un'energia amorevole e curativa che viene dall'universo. È come un abbraccio affettuoso che ti fa sentire meglio. Quando applichiamo il Reiki, usiamo le nostre mani per inviare questa energia nel punto in cui stai soffrendo".

Sofia era affascinata e chiese: "Come fai, fata Bella?".

Fata Bella sorrise e rispose: "Te lo mostro, Sofia. Chiudi gli occhi e immagina che nel tuo cuore ci sia una luce brillante. Questa luce è l'energia magica del Reiki. Ora immagina che la luce inizi a diffondersi tra le tue mani, formando una palla di luce calda".

Sofia chiuse gli occhi e fece come aveva detto Fata Bella. Immaginò che la luce brillasse nel suo cuore e sentì l'energia fluire nelle sue mani. Aprì gli occhi e guardò il ginocchio ferito.

Con cautela, Sofia posò le mani sul ginocchio e sentì una sensazione di benessere e calore. Sorrise e disse: "Fata Bella, sento che il mio dolore sta scomparendo!".

Fata Bella ricambiò il sorriso e disse: "È vero, cara! Il Reiki sta aiutando a guarire la tua ferita. Ora puoi giocare e divertirti di nuovo!".

Sofia era molto felice e ringraziò Fata Bella per averla aiutata. Da allora, ogni volta che Sofia o i suoi amici si facevano male, usava l'energia magica del Reiki per guarire e portare conforto.

Così Sofia scoprì il potere del Reiki, un'energia amorevole che può aiutare ad alleviare il dolore e a portare benessere al corpo e alla mente.

Potete adattare questa storia all'età e al contesto del bambino, rendendola più interattiva e accattivante. Ricordate di usare un linguaggio semplice e di coinvolgere il bambino nella storia, incoraggiandolo a immaginare e a sperimentare l'energia Reiki nel proprio percorso di guarigione.

Posizioni delle mani adattate:

Quando posizionate le mani sul bambino, adattate le posizioni per renderle più comode e adatte alla sua corporatura. Per esempio, potete mettere le mani delicatamente sulla testa, sulle spalle, sulla pancia o sui piedi, a seconda delle preferenze del bambino e della zona che riceverà l'energia.

Osservate le reazioni del bambino durante la seduta. Alcuni bambini possono preferire una seduta più breve, mentre altri possono sentirsi rilassati e desiderare una seduta più lunga. Rispettate i limiti e le esigenze del bambino e regolate la durata della sessione di conseguenza.

Per rendere la sessione di Reiki più coinvolgente per il bambino, si possono introdurre elementi ludici. Per esempio, potete immaginare che le vostre mani siano bacchette magiche o che l'energia del Reiki sia come un flusso di luce colorata che scorre dal vostro cuore al bambino. Questo può contribuire a creare un'esperienza divertente e coinvolgente per il bambino.

Incoraggiate il bambino a partecipare attivamente alla sessione di Reiki, se si sente a suo agio. Ad esempio, si può chiedere al bambino di immaginare un colore o un animale che rappresenti l'energia di guarigione, oppure invitarlo a condividere le proprie sensazioni o emozioni durante la seduta.

Ricordate che ogni bambino è unico ed è importante adattare la pratica del Reiki alle sue esigenze individuali. Siate aperti e ricettivi alle loro espressioni e rispettate i loro limiti. Applicate il Reiki con gentilezza, amore e intento positivo, creando un ambiente di guarigione e benessere per il bambino.

Giochi ed esercizi di Reiki per bambini

È possibile esplorare giochi ed esercizi che aiutino i bambini a sviluppare le loro abilità Reiki. Queste attività ludiche permetteranno loro di connettersi con l'energia vitale universale in modo creativo e divertente.

La narrazione di storie è un ottimo modo per introdurre i bambini al mondo del Reiki. Create storie affascinanti su personaggi che usano il Reiki per guarire se stessi e gli altri. Poi incoraggiate i bambini a inventare le loro storie, dove anche loro diventano eroi ed eroine del Reiki.

Chiedete ai bambini di prendere carta e matite colorate. Spiegate che possono disegnare come immaginano l'energia del Reiki. Lasciate che usino colori vivaci e forme divertenti per rappresentare l'energia di guarigione. Poi chiedete loro di condividere i loro disegni e di spiegare cosa rappresenta per loro ogni elemento.

Creare una canzone o cantarne una che rifletta l'energia amorevole e curativa del Reiki. I bambini possono creare testi con parole positive e melodie dolci. Invitateli a ballare al ritmo della musica, muovendosi come se stessero fluendo con l'energia del Reiki. Questa attività aiuta a sviluppare una connessione corporea con l'energia.

Chiedete ai bambini di dividersi in coppie. Spiegate che praticheranno una tecnica di guarigione chiamata "abbraccio di guarigione".

Ogni bambino avrà la possibilità di dare e ricevere l'abbraccio. Chiedete loro di immaginare che un'energia calda e amorevole fluisca dal loro cuore, attraverso le loro braccia, verso l'altro bambino, avvolgendolo in un abbraccio di guarigione.

Spiegate ai bambini che il sorriso può essere un modo per condividere energia positiva. Chiedete loro di sedersi in cerchio e di chiedere a un bambino di iniziare a sorridere al successivo, e così via. Incoraggiateli a percepire il sorriso come una forma di energia amorevole e curativa che viene trasmessa. Questa attività contribuisce a creare un'atmosfera di gioia e di connessione.

Ricordate di adattare queste attività all'età dei bambini e di creare un ambiente sicuro e accogliente. Attraverso questi giochi ed esercizi, i bambini impareranno a connettersi con l'energia Reiki in modo giocoso, svilupperanno le loro capacità intuitive e amplieranno la loro comprensione dell'energia vitale universale".

Utilizzate questi suggerimenti come base per creare una sequenza di giochi ed esercizi adatti ai bambini con cui lavorate. Lasciate che la loro immaginazione si scateni e incoraggiate la loro partecipazione attiva, rendendo l'apprendimento del Reiki un'esperienza divertente e coinvolgente.

Capitolo 10
Integrare il Reiki Nella Vita Quotidiana del Bambino

Ci sono diversi modi pratici per integrare il Reiki nella vita quotidiana dei bambini, con l'obiettivo di incoraggiarli a incorporare il Reiki come strumento per affrontare lo stress, promuovere la calma e l'equilibrio emotivo e rafforzare la connessione con se stessi e con gli altri.

Dedicate ogni giorno qualche minuto a un momento di tranquillità con i bambini. Incoraggiateli a trovare un luogo tranquillo e confortevole dove sedersi o sdraiarsi. Aiutateli a rilassarsi respirando profondamente e rilasciando la tensione dal corpo. Durante questo momento, potete guidare i bambini a immaginare una luce amorevole e curativa che li avvolga, portando calma ed equilibrio.

Insegnate ai bambini come applicare il Reiki da soli. Spiegate che possono mettere le mani su diverse parti del corpo e lasciare che l'energia del Reiki fluisca, favorendo il rilassamento e il benessere. Incoraggiateli a praticare questa tecnica ogni volta che si sentono stanchi, agitati o hanno bisogno di un momento di cura di sé.

Incoraggiate i bambini a condividere il Reiki con i loro amici, familiari e animali domestici. Spiegate che possono offrire le loro mani per trasmettere energia amorevole e curativa. Insegnate loro a chiedere il permesso prima di applicare il Reiki ad altre persone o animali e mostrate loro come applicarlo con delicatezza e gentilezza.

Aiutate i bambini a creare rituali di Reiki nella loro routine quotidiana. Potrebbero creare uno spazio speciale per il Reiki nella loro stanza, dove sedersi e praticare l'autoguarigione o la meditazione. Possono anche incorporare i simboli del Reiki, come disegni o oggetti simbolici, nelle loro attività quotidiane come promemoria costante della presenza dell'energia di guarigione.

Incoraggiate i bambini a praticare la gratitudine quotidianamente. Spiegate che la gratitudine è una potente forma di energia positiva. Suggerite loro di prendersi un momento prima di andare a letto per esprimere gratitudine per le cose positive della giornata. Questo può essere fatto attraverso una preghiera, un elenco o semplicemente pensando alle cose per cui sono grati.

Integrando il Reiki nella vita quotidiana dei bambini, questi impareranno a gestire lo stress, a coltivare la calma e l'equilibrio emotivo e a rafforzare la connessione con se stessi e con gli altri. Inoltre, la pratica del Reiki aiuterà a coltivare un senso di cura di sé e di benessere fin da piccoli, preparandoli a una vita sana ed equilibrata.

Linee guida per genitori e assistenti

Riconosciamo che il ruolo degli adulti è fondamentale per creare un ambiente favorevole all'esplorazione e allo sviluppo delle abilità Reiki dei bambini. Ecco alcune linee guida che possono aiutare in questo processo:

Gli adulti svolgono un ruolo importante come modelli per i bambini. Praticando regolarmente il Reiki e dimostrando i benefici che ne derivano, i genitori e gli assistenti possono ispirare i bambini a partecipare alla pratica. Mostrando entusiasmo e impegno per il Reiki, i bambini si sentiranno naturalmente curiosi e vorranno provarlo.

Creare un ambiente di comunicazione aperto e ricettivo, in cui i bambini si sentano a proprio agio nel condividere le loro esperienze con il Reiki. Siate disponibili ad ascoltare le loro domande, osservazioni e scoperte. Incoraggiateli a esprimere le loro emozioni e a condividere le loro percezioni della pratica del Reiki. Questo aiuta a rafforzare il legame tra voi e a sviluppare un senso di fiducia e di sostegno reciproco.

Ogni bambino è unico e ha un proprio ritmo di sviluppo. Rispettate i tempi e le preferenze individuali di ogni bambino quando si tratta di Reiki. Alcuni possono essere più interessati alla pratica fisica, mentre altri possono preferire la visualizzazione o la meditazione. Incoraggiateli a esplorare i diversi aspetti del Reiki, rispettando le loro scelte e incoraggiando la loro curiosità.

Gli adulti possono essere coinvolti attivamente nella pratica del Reiki con i bambini. Partecipare insieme alle sessioni di Reiki, sia come destinatari dell'energia che come praticanti, rafforza i legami e il sostegno reciproco. Questa interazione permette anche agli adulti di osservare i progressi dei bambini, offrire una guida e aggiustare le pratiche se necessario.

Creare un ambiente sicuro, accogliente e privo di giudizi per i bambini che praticano il Reiki. Date valore alle loro esperienze, anche se sono diverse dalle vostre. Incoraggiate un atteggiamento di accettazione e rispetto per i diversi modi di sperimentare ed esprimere l'energia Reiki. Questo aiuterà i bambini a sentirsi a proprio agio nel condividere le loro esperienze e a sviluppare un legame profondo con la pratica.

Seguendo queste linee guida, genitori ed educatori possono offrire un sostegno significativo ai bambini nella loro pratica del Reiki. Ricordate che l'obiettivo è quello di creare un ambiente favorevole e incoraggiante, che permetta ai bambini di esplorare, crescere e beneficiare dell'energia curativa del Reiki. Così facendo, mettiamo i bambini in condizione di prendersi cura di se stessi e di coltivare un senso di benessere fisico, emotivo e spirituale per tutta la vita.

Capitolo 11
Il Reiki Negli Ospedali

La medicina convenzionale si è dimostrata molto efficace nel trattamento delle malattie e nella promozione della salute. Tuttavia, sempre più operatori sanitari riconoscono l'importanza di approcci complementari e integrativi per fornire un'assistenza più completa e incentrata sul paziente. In questo contesto, il Reiki si è distinto come una terapia complementare che può essere efficacemente integrata con la medicina convenzionale, apportando notevoli benefici ai pazienti.

Una delle ragioni principali per integrare il Reiki nella medicina convenzionale è l'approccio olistico che questa pratica offre. Mentre la medicina convenzionale si concentra principalmente sugli aspetti fisici della salute, il

Reiki considera il benessere dell'individuo nel suo complesso, compresi gli aspetti fisici, emotivi e spirituali. Il Reiki riconosce l'interconnessione tra questi aspetti e cerca di equilibrarli per promuovere la guarigione e il benessere generale.

Incorporando il Reiki negli ambienti ospedalieri, gli operatori sanitari possono offrire ai pazienti un approccio più completo e personalizzato. Il Reiki agisce come complemento ai trattamenti medici convenzionali, aiutando a ridurre gli effetti collaterali dei farmaci, alleviando lo stress e l'ansia associati alle condizioni di salute, rafforzando il sistema immunitario e accelerando il recupero post-operatorio. Inoltre, il Reiki può promuovere un senso di calma, benessere e speranza nei pazienti, contribuendo a migliorare la loro qualità di vita durante il processo di trattamento.

L'integrazione del Reiki con la medicina convenzionale può portare benefici anche agli operatori sanitari. Imparando e praticando il Reiki, i professionisti possono sviluppare capacità di autocura, ridurre lo stress e la fatica, aumentare l'empatia e la connessione con i pazienti e rafforzare la propria intuizione e le capacità di guarigione. Ciò si traduce in un ambiente di lavoro più armonioso ed efficace, a beneficio sia dei professionisti che dei pazienti.

È importante sottolineare che l'integrazione del Reiki nella medicina convenzionale deve avvenire in modo responsabile, rispettando le normative e le linee guida di ogni istituzione sanitaria. La comunicazione e il lavoro di squadra sono essenziali per garantire la sicurezza e l'efficacia di questa integrazione.

In breve, l'integrazione del Reiki con la medicina convenzionale comporta un approccio più olistico e incentrato sul paziente, promuovendo la guarigione fisica, emotiva e spirituale. Questa integrazione offre vantaggi sia per i pazienti che per gli operatori sanitari, contribuendo a un'assistenza più completa ed efficace. Riconoscendo e valorizzando l'importanza del benessere olistico, la medicina convenzionale può trarre beneficio da pratiche complementari come il Reiki e offrire ai pazienti un percorso di guarigione più completo e significativo.

Principi e protocolli

L'integrazione del Reiki negli ospedali richiede la definizione di principi e protocolli appropriati per garantire la sicurezza e l'efficacia della pratica. Esploreremo questi principi e protocolli, fornendo una visione chiara di come si può lavorare in questi ambienti.

Gli operatori di Reiki che desiderano offrire i loro servizi negli ospedali di solito seguono una formazione specifica che affronta le linee guida e i regolamenti stabiliti dall'istituzione sanitaria. Questi corsi hanno lo scopo di permettere agli operatori di comprendere le norme igieniche, di sicurezza ed etiche che devono essere seguite in un ambiente ospedaliero.

L'igiene è una preoccupazione fondamentale negli ospedali, dove la trasmissione di germi e infezioni deve essere ridotta al minimo. Pertanto, gli operatori di Reiki sono istruiti a seguire rigorosamente le linee guida sull'igiene, come lavarsi le mani prima e dopo le sessioni, usare guanti monouso, mantenere un contegno professionale e rispettare le precauzioni di isolamento quando necessario.

Inoltre, gli operatori di Reiki devono rispettare i confini dei pazienti. Ciò significa che non devono interferire con i trattamenti medici prescritti, né fare diagnosi o dare consigli medici. Il Reiki è una pratica complementare che cerca di promuovere il benessere generale, ma non sostituisce le cure mediche convenzionali.

La collaborazione con il personale medico è un altro aspetto importante nel contesto del Reiki negli ospedali. Gli operatori di Reiki devono lavorare insieme agli operatori sanitari, rispettando le gerarchie e seguendo le linee guida dell'équipe medica. Una comunicazione chiara e aperta è essenziale per assicurare che il Reiki sia integrato in modo corretto e sicuro nel piano di cura del paziente.

Oltre ai principi e ai protocolli, gli operatori di Reiki negli ospedali devono essere pronti ad adattarsi alle esigenze e alle circostanze specifiche di ogni paziente. Ogni individuo è unico e può avere condizioni di salute differenti, reazioni diverse e preferenze individuali. Gli operatori di Reiki devono essere sensibili a queste differenze e adattare la loro pratica di conseguenza, rispettando l'individualità e la privacy di ogni paziente.

È importante notare che l'integrazione del Reiki negli ospedali è sempre più riconosciuta e sostenuta dalla comunità medica. Studi e ricerche hanno dimostrato i benefici del Reiki come terapia complementare per il benessere dei pazienti. Questo approccio olistico, che considera il corpo, la mente e lo spirito, contribuisce a una cura più completa e centrata sul paziente.

Benefici del Reiki negli ospedali

Il Reiki negli ospedali è sempre più riconosciuto per i suoi benefici sia per i pazienti che per gli operatori sanitari. In questa sezione esploreremo i benefici riportati dal Reiki in questo ambiente, dimostrando come questa pratica possa integrare le cure mediche convenzionali.

Uno dei principali benefici del Reiki negli ospedali è il sollievo dal dolore. L'energia del Reiki è stata associata a una significativa riduzione del dolore nei pazienti, sia acuto che cronico. Attraverso l'applicazione delicata delle mani, il Reiki favorisce il rilassamento, migliora la circolazione sanguigna e stimola il sistema di autoguarigione del corpo, alleviando il disagio fisico.

Inoltre, è stato dimostrato che il Reiki è efficace nel ridurre l'ansia e lo stress. Molti pazienti ricoverati sperimentano alti livelli di ansia a causa delle loro condizioni di salute, dei timori legati alle procedure mediche o delle preoccupazioni emotive. Il Reiki aiuta a calmare la mente, a bilanciare le emozioni e a promuovere un senso di tranquillità e benessere.

Il recupero post-operatorio è un'altra area in cui il Reiki può svolgere un ruolo importante. Alcuni studi hanno suggerito che il Reiki può accelerare il processo di guarigione, ridurre la durata della degenza ospedaliera e promuovere un recupero più rapido. L'energia del Reiki stimola la rigenerazione cellulare, rafforza il sistema immunitario e aiuta a eliminare le tossine dall'organismo, contribuendo a un recupero più efficiente.

Il rafforzamento del sistema immunitario è un ulteriore beneficio del Reiki in ospedale. L'energia vitale universale del Reiki agisce a livelli sottili, equilibrando e armonizzando il corpo nel suo complesso. Ciò si traduce in un rafforzamento del sistema immunitario, rendendolo più resistente alle malattie e alle infezioni. I pazienti che ricevono sessioni di Reiki riferiscono un miglioramento della salute generale e una maggiore capacità di combattere le malattie.

Questi benefici del Reiki negli ospedali non sono solo riferiti dai pazienti, ma sono anche supportati da studi e ricerche scientifiche. La ricerca ha dimostrato che il Reiki può avere effetti positivi sulla riduzione del dolore, dell'ansia, dello stress e persino sul miglioramento dei risultati chirurgici. Sebbene siano necessarie ulteriori ricerche per comprendere appieno i meccanismi sottostanti, i risultati ottenuti finora sono promettenti e supportano l'efficacia del Reiki come terapia complementare.

Integrando il Reiki negli ospedali, gli operatori sanitari possono offrire ai pazienti un approccio olistico e completo alla cura, affrontando non solo i sintomi fisici, ma anche gli aspetti emotivi, mentali e spirituali. Il Reiki promuove l'autotrasformazione, la cura di sé e la connessione con la propria essenza, aiutando il processo di guarigione generale.

In sintesi, il Reiki negli ospedali apporta numerosi benefici ai pazienti e agli operatori sanitari. Dall'alleviare il dolore e ridurre l'ansia all'accelerare il recupero post-operatorio e rafforzare il sistema immunitario, il Reiki ha dimostrato di essere un'efficace terapia complementare. La sua integrazione nella medicina convenzionale promuove un approccio olistico e centrato sul paziente, contribuendo a un'assistenza più completa e compassionevole.

Integrazione multidisciplinare

L'integrazione multidisciplinare gioca un ruolo cruciale nell'applicazione del Reiki negli ospedali. Una comunicazione efficace è fondamentale per l'integrazione multidisciplinare. Gli operatori di Reiki devono stabilire una comunicazione chiara e aperta con l'équipe medica, condividendo le informazioni rilevanti sul trattamento del paziente, sulle sessioni di Reiki effettuate e sui risultati osservati. Allo stesso modo, gli operatori sanitari devono essere aperti a ricevere queste informazioni, riconoscendo il valore e il potenziale terapeutico del Reiki.

Il lavoro di squadra è essenziale per garantire la migliore qualità delle cure al paziente. Gli operatori di Reiki e gli operatori sanitari devono collaborare in un ambiente di rispetto e fiducia reciproci, riconoscendo il contributo e l'esperienza di ogni membro dell'équipe. La condivisione di conoscenze ed esperienze può portare a una più ampia comprensione dei bisogni del paziente, consentendo un'assistenza più completa e personalizzata.

Lo scambio di conoscenze ed esperienze è un aspetto prezioso dell'integrazione multidisciplinare. Gli operatori di Reiki possono apportare una prospettiva unica all'équipe, arricchendo l'ambiente di cura con la loro comprensione olistica della salute e del benessere. Allo stesso modo, gli operatori sanitari possono condividere informazioni sulla diagnosi medica, sui trattamenti convenzionali e sulle raccomandazioni specifiche per garantire un approccio integrato e sicuro.

L'integrazione multidisciplinare nel contesto del Reiki in ospedale promuove un approccio assistenziale completo e integrato, in cui i pazienti sono curati a tutti i livelli: fisico, emotivo, mentale e spirituale. Questo approccio olistico permette alle diverse terapie di completarsi a vicenda, massimizzando i benefici per il paziente.

Gli operatori sanitari possono osservare cambiamenti positivi nei pazienti che ricevono sessioni di Reiki, come il miglioramento del benessere emotivo, un maggiore comfort fisico e persino una risposta più favorevole ai trattamenti medici convenzionali. Questa collaborazione può portare a una maggiore fiducia e accettazione del Reiki come terapia complementare negli ambienti ospedalieri.

L'integrazione multidisciplinare nel contesto del Reiki in ospedale è essenziale per garantire un'assistenza completa e di qualità ai pazienti. Una comunicazione efficace, il lavoro di squadra e lo scambio di conoscenze ed esperienze sono elementi chiave in questo processo. Quando i praticanti di Reiki e gli operatori sanitari collaborano in modo armonioso e rispettoso, i pazienti beneficiano di un approccio integrato che tiene conto della loro salute fisica, emotiva e spirituale.

Capitolo 12
Equilibrio Emozionale

Esploreremo il ruolo del Reiki nell'equilibrio emotivo e nella gestione dello stress e delle emozioni negative. Vedrete come il Reiki può essere un potente strumento per ripristinare l'armonia interiore, promuovere il benessere emotivo e rafforzare la resilienza di fronte alle sfide della vita.

Le emozioni hanno una funzione importante nella nostra vita. Ci permettono di rispondere in modo appropriato a situazioni ed eventi diversi. Le emozioni sono come un sistema di segnalazione interno che fornisce informazioni preziose sui nostri bisogni, desideri ed esperienze. Ci aiutano a capire cosa proviamo per qualcosa e possono influenzare i nostri pensieri, il nostro comportamento e le nostre decisioni.

L'espressione delle emozioni è un modo di comunicare con noi stessi e con gli altri. Le emozioni possono essere espresse in vari modi, ad esempio attraverso il linguaggio verbale, le espressioni facciali, il linguaggio del corpo e il tono di voce. È importante riconoscere, convalidare ed esprimere le nostre emozioni in modo sano, permettendo loro di essere elaborate e comprese, promuovendo l'autenticità e la connessione emotiva con gli altri.

Le emozioni positive, come la gioia, l'amore, la gratitudine e la speranza, hanno un impatto significativo sul nostro benessere emotivo. Portano un senso di felicità, appagamento e realizzazione nella nostra vita. Coltivare emozioni positive può essere fatto attraverso pratiche come la meditazione, la cura di sé e la ricerca di attività piacevoli. Queste pratiche contribuiscono all'equilibrio emotivo e aumentano la nostra resilienza, aiutandoci ad affrontare le sfide della vita in modo più positivo.

D'altro canto, le emozioni negative come lo stress, l'ansia, la rabbia e la tristezza possono influire negativamente sul nostro stato emotivo. Possono causare disagio, squilibrio e avere un impatto sulla nostra salute fisica e mentale. È importante riconoscere queste emozioni e cercare modi sani per affrontarle, come le tecniche di rilassamento, la respirazione consapevole e la pratica del Reiki. Lavorando su queste emozioni negative, possiamo promuovere l'equilibrio e la guarigione emotiva.

Comprendendo il ruolo delle emozioni nell'equilibrio emotivo, possiamo sviluppare una maggiore consapevolezza emotiva e adottare pratiche che promuovono il benessere. Coltivare le emozioni positive, riconoscere e affrontare quelle negative e cercare il sostegno di terapie complementari come il Reiki sono modi efficaci per raggiungere e mantenere uno stato di sano equilibrio emotivo. Il viaggio verso l'equilibrio emotivo è una ricerca continua e la comprensione del ruolo delle emozioni ci aiuta a percorrere questo cammino di crescita e di cura di sé.

Come il Reiki può aiutare l'equilibrio emotivo

Il Reiki può essere utilizzato come pratica di autocura per affrontare le emozioni negative e promuovere l'equilibrio emotivo. Dirigendo l'energia vitale universale attraverso le mani, il Reiki aiuta a sciogliere i blocchi energetici e a ripristinare il flusso armonioso dell'energia nel nostro corpo. Questo può portare a una sensazione di profondo rilassamento, a una riduzione dello stress e a un generale aumento del benessere emotivo.

Il Reiki è spesso usato come terapia complementare in combinazione con i trattamenti medici convenzionali, come discusso nell'argomento precedente. L'energia amorevole e curativa del Reiki può rafforzare il sistema immunitario, ridurre l'ansia e la depressione e accelerare il processo di guarigione. Questo approccio integrativo può aiutare le persone a gestire le emozioni legate alla malattia fisica e a trovare un maggiore equilibrio emotivo durante il processo di recupero.

Il Reiki ha una serie di benefici per l'equilibrio emotivo. Può aiutare a rilasciare le emozioni negative intrappolate, a promuovere la chiarezza mentale, a migliorare il sonno e la qualità generale della vita. Il Reiki stimola anche l'energia vitale, che può portare a una maggiore vitalità emotiva e a una maggiore resilienza quando si affrontano le sfide quotidiane.

Il Reiki non solo aiuta a raggiungere un equilibrio emotivo immediato, ma può anche essere un percorso di conoscenza di sé e di crescita personale. Attraverso la pratica regolare del Reiki, possiamo sviluppare una maggiore consapevolezza delle nostre emozioni, dei nostri schemi di pensiero e dei nostri comportamenti, permettendoci di fare scelte più consapevoli e salutari nella nostra vita.

Il Reiki offre un approccio olistico e delicato all'equilibrio emotivo, affiancando altre forme di cura convenzionali. Sia come pratica di autocura che come terapia complementare, il Reiki può aiutare a rilasciare le emozioni negative, promuovere il rilassamento, rafforzare l'energia vitale e facilitare l'equilibrio emotivo. Incorporando il Reiki nel nostro percorso di autocura, possiamo nutrire e sostenere la nostra salute emotiva, promuovendo un senso di benessere e armonia nella nostra vita.

Tecniche di Reiki per il bilanciamento delle emozioni

Alcune tecniche specifiche di Reiki possono essere utilizzate per bilanciare le emozioni e promuovere il benessere emotivo. Queste pratiche possono essere applicate sia dai praticanti di Reiki sia dagli individui che desiderano coltivare un maggiore equilibrio emotivo nella loro vita.

L'autoapplicazione del Reiki è una tecnica potente per equilibrare le emozioni. Posizionando le mani su diverse aree del corpo, possiamo dirigere l'energia del Reiki verso i centri energetici legati alle emozioni. Per esempio, possiamo applicare il Reiki al chakra del cuore per promuovere sentimenti di amore e compassione, o al chakra del plesso solare per alleviare stress e ansia.

I simboli sacri del Reiki possono essere usati per lavorare in modo specifico sulle emozioni. Il simbolo del potere può rafforzare l'energia emotiva, il simbolo della guarigione può aiutare a rilasciare le emozioni negative e il simbolo dell'armonia può promuovere un equilibrio emotivo più profondo. La visualizzazione di questi simboli durante la pratica del Reiki può intensificare l'effetto terapeutico e la connessione con le emozioni.

Esistono tecniche specifiche di Reiki che possono essere applicate per affrontare le emozioni negative. Per esempio, la tecnica della scansione energetica permette di identificare le aree del corpo in cui le emozioni negative sono bloccate e di dirigere il flusso di energia Reiki verso queste aree, favorendo il rilascio e l'equilibrio emotivo. Il trattamento delle mani sospese può essere usato per purificare e liberare le emozioni pesanti che stanno sovraccaricando il sistema energetico.

Il Reiki può essere combinato con altre pratiche terapeutiche per equilibrare le emozioni. Per esempio, la meditazione in combinazione con il Reiki può ampliare la consapevolezza delle emozioni e facilitare la loro integrazione e trasformazione. Anche l'uso di cristalli e oli essenziali allineati con le emozioni desiderate può essere integrato nella pratica del Reiki per potenziare gli effetti terapeutici.

Le tecniche di Reiki offrono un modo prezioso per equilibrare le emozioni e promuovere il benessere emotivo. Attraverso l'autoapplicazione del Reiki, l'uso di simboli, trattamenti specifici e la combinazione con altre pratiche terapeutiche, possiamo coltivare un maggiore equilibrio emotivo nella nostra vita. Esplorando queste tecniche e adattandole alle nostre esigenze individuali, possiamo lavorare efficacemente con le nostre emozioni, promuovendo uno stato di equilibrio, armonia e benessere emotivo duraturo.

Pratiche quotidiane per l'equilibrio emotivo

Le pratiche quotidiane possono essere incorporate nella vostra routine per promuovere l'equilibrio emotivo. Queste pratiche sono semplici ma potenti e possono aiutare a gestire lo stress, a coltivare emozioni positive e a rafforzare la salute emotiva.

La meditazione e la mindfulness sono pratiche ampiamente riconosciute per la loro capacità di promuovere l'equilibrio emotivo. Dedicando alcuni minuti al giorno a sedersi in silenzio, a concentrarsi sul respiro e a portare l'attenzione sul momento presente, possiamo calmare la mente, ridurre lo stress e coltivare la consapevolezza emotiva. Queste pratiche ci aiutano a riconoscere e ad accettare le emozioni senza giudicarle, lasciandole fluire liberamente.

L'esercizio fisico regolare e la connessione con la natura hanno un impatto significativo sull'equilibrio emotivo. L'attività fisica rilascia endorfine, sostanze chimiche naturali che promuovono sensazioni di benessere e felicità. Inoltre, stare all'aria aperta, a contatto con la natura, aiuta a ridurre lo stress, a calmare la mente e a creare un senso di connessione e armonia.

Trovare una forma di espressione creativa, come la scrittura, la pittura, la danza, la musica o qualsiasi altra attività artistica, è una pratica potente per l'equilibrio emotivo. Queste attività permettono alle emozioni di fluire ed essere espresse in modo sano. Inoltre, la creatività stimola la mente, porta gioia e promuove un senso di realizzazione e di espressione di sé.

La cura di sé è essenziale per l'equilibrio emotivo. Si tratta di dedicare del tempo alla cura di se stessi, che sia un bagno rilassante, la lettura di un libro, la pratica di un hobby, una tazza di tè o qualsiasi altra attività che porti piacere e nutrimento al corpo, alla mente e all'anima.

Queste pratiche ci aiutano a riconnetterci con noi stessi, a ridurre lo stress e a coltivare un senso di amore e di rispetto per noi stessi.

La qualità delle relazioni che abbiamo gioca un ruolo cruciale nel nostro equilibrio emotivo. Coltivare relazioni sane e significative, basate su una comunicazione aperta, sul rispetto e sul sostegno reciproco, contribuisce al benessere emotivo. Avere nella nostra vita persone con cui condividere i nostri sentimenti, ricevere sostegno e affetto ci aiuta ad affrontare le sfide emotive e favorisce un senso di appartenenza e di connessione.

Incorporare nella nostra routine pratiche quotidiane per l'equilibrio emotivo è fondamentale per prenderci cura della nostra salute emotiva. Dedicando del tempo alla meditazione, all'esercizio fisico, all'espressione della nostra creatività, alla cura di noi stessi e al mantenimento di relazioni sane, rafforziamo il nostro equilibrio emotivo e promuoviamo un senso di benessere duraturo.

In questo modo, queste pratiche quotidiane diventano una forma di autocura emotiva, che ci permette di connetterci profondamente con le nostre emozioni, di coltivare la resilienza e di trovare uno stato di equilibrio e di pace interiore.

Applicare il Reiki in situazioni difficili

Il Reiki può essere applicato anche in situazioni difficili per promuovere l'equilibrio emotivo e offrire sostegno nei momenti difficili. Questa pratica aiuta ad alleviare lo stress, riduce l'ansia e porta conforto nei momenti di avversità.

L'autotrattamento con il Reiki è una tecnica preziosa per affrontare le situazioni difficili. Applicando le mani in diverse posizioni sul nostro corpo, possiamo indirizzare l'energia del Reiki per equilibrare le nostre emozioni e ripristinare l'armonia interiore. Questa pratica offre uno spazio per la cura di sé e l'autocompassione, permettendoci di connetterci con la nostra forza interiore.

Oltre all'autotrattamento, il Reiki può essere diretto verso situazioni specifiche che causano sfide emotive. Per esempio, possiamo applicare il Reiki nei momenti di stress sul lavoro, nelle situazioni familiari tese o nei momenti di perdita o lutto. Inviando intenzionalmente l'energia del Reiki in queste situazioni, possiamo promuovere l'equilibrio emotivo e offrire un sostegno energetico per affrontare le sfide.

Il Reiki può essere applicato anche in situazioni difficili che coinvolgono gruppi o comunità. Per esempio, in tempi di crisi o di disastri naturali, i praticanti di Reiki possono riunirsi per inviare energia di guarigione e conforto alle persone colpite. Questa pratica collettiva rafforza il legame tra i membri della comunità e fornisce un senso di sostegno reciproco nei momenti difficili.

Quando si applica il Reiki in situazioni difficili, l'intenzione e la visualizzazione giocano un ruolo importante. Dirigendo la nostra intenzione verso la guarigione, l'equilibrio emotivo e il benessere delle persone coinvolte, rafforziamo il potere curativo del Reiki. Inoltre, visualizzare la situazione risolta, pacifica e armoniosa aiuta a creare energia positiva e ad attrarre risultati migliori.

Applicare il Reiki in situazioni difficili è un modo potente per offrire un sostegno emotivo ed energetico. Utilizzando l'autotrattamento, indirizzando l'energia a situazioni specifiche, praticando in gruppi o comunità e impiegando l'intenzione e la visualizzazione, possiamo portare sollievo, equilibrio e conforto nei momenti difficili. Il Reiki ci ricorda che abbiamo il potere di accedere all'energia di guarigione universale per affrontare le sfide emotive e trovare un senso di pace e armonia interiore.

Capitolo 13
Lavorare il Flusso Energetico

I meridiani sono canali energetici che attraversano il nostro corpo e il Reiki lavora per equilibrare e rafforzare il flusso energetico attraverso questi canali. Ora imparerete come il Reiki possa essere usato per lavorare sul flusso energetico nei meridiani, promuovendo la salute e il benessere a livello fisico, emotivo e spirituale.

Capire i meridiani

Nel sistema energetico del corpo umano ci sono canali chiamati meridiani che conducono l'energia vitale, nota come Qi o Ki, in tutto il corpo. Quando questi meridiani sono squilibrati o bloccati, si può verificare un'interruzione del flusso energetico, con conseguente disagio fisico, emotivo o mentale.

È qui che il Reiki svolge un ruolo importante. Applicando il Reiki nelle posizioni delle mani, gli operatori dirigono l'energia curativa verso i punti di agopuntura e i meridiani corrispondenti, favorendo l'equilibrio e la libera circolazione dell'energia lungo questi canali.

L'applicazione del Reiki ai meridiani aiuta a sciogliere eventuali blocchi energetici, permettendo all'energia di fluire in modo armonioso ed equilibrato in tutto il corpo. Questo ripristino del flusso energetico è fondamentale per il benessere fisico, emotivo e mentale, poiché l'energia vitale è in grado di nutrire e rivitalizzare tutte le parti del corpo.

Quando l'energia del Reiki viene diretta verso i meridiani, i blocchi energetici vengono sciolti e l'energia stagnante viene rilasciata. Questo non solo favorisce l'equilibrio energetico, ma stimola anche i punti di agopuntura, che sono punti specifici lungo i meridiani con proprietà terapeutiche.

L'energia curativa del Reiki aiuta a sbloccare e rivitalizzare questi punti di agopuntura, ripristinando il corretto flusso di energia lungo i meridiani. Ciò si traduce in un effetto positivo sull'intero sistema energetico del corpo, contribuendo all'equilibrio fisico, emotivo e spirituale.

Quando i meridiani sono equilibrati e il flusso di energia è ripristinato, è possibile sperimentare un senso di armonia, benessere e vitalità. Il Reiki agisce come strumento efficace per ristabilire l'equilibrio dei meridiani, promuovendo la salute olistica e aiutando a guarire vari aspetti della vita.

Come localizzare i meridiani

I meridiani, in quanto canali energetici, percorrono tutto il corpo umano. Secondo la medicina tradizionale cinese, esistono 12 meridiani principali e 8 meridiani supplementari, che formano una rete di energia vitale che si collega agli organi, ai sistemi e alle strutture del corpo.

01 - Meridiano del polmone:

Questo meridiano è associato ai polmoni e al sistema respiratorio. Inizia dal punto di agopuntura sul lato del torace, appena sotto la clavicola, e scende lungo la parte superiore del braccio fino alla punta del pollice.

02 - Meridiano dell'intestino crasso:

Questo meridiano è associato all'intestino crasso e al sistema digestivo. Inizia dal punto di agopuntura sull'angolo dell'unghia dell'indice e corre lungo il lato radiale del braccio fino al punto di agopuntura sul lato del naso.

03 - Meridiano dello stomaco:

Questo meridiano è associato allo stomaco e al sistema digestivo. Parte dal punto di agopuntura appena sotto l'occhio e percorre la parte anteriore del viso, il collo, il torace e l'addome fino al punto di agopuntura all'angolo dell'unghia del secondo dito del piede.

04 - Meridiano milza-pancreas:

Questo meridiano è associato alla milza-pancreas e al sistema linfatico. Parte dal punto di agopuntura sul bordo interno dell'alluce e corre lungo l'interno della gamba e della coscia, attraverso l'addome fino al punto di agopuntura sulla parte superiore del torace.

05 - Meridiano del cuore:

Questo meridiano è associato al cuore e al sistema circolatorio. Parte dal punto di agopuntura dell'ascella e percorre l'interno del braccio fino alla punta del mignolo.

06 - Meridiano dell'intestino tenue:

Questo meridiano è associato all'intestino tenue e al sistema digestivo. Parte dal punto di agopuntura sul bordo esterno della mano, tra il mignolo e l'anulare, e scende lungo il dorso del braccio fino all'orecchio.

07 - Meridiano della vescica:

Questo meridiano è associato alla vescica e al sistema urinario. Parte dal punto di agopuntura nell'angolo interno dell'occhio e corre lungo la nuca, il collo, la schiena e le gambe fino al punto di agopuntura sul bordo esterno del mignolo.

08 - Meridiano del rene:

Questo meridiano è associato ai reni e al sistema urinario. Inizia dal punto di agopuntura sul bordo interno del piede, appena sotto la caviglia, e risale l'interno della gamba e della coscia fino al punto di agopuntura sulla parte inferiore della costola.

09 - Meridiano del pericardio:

Questo meridiano è associato al pericardio e al sistema circolatorio. Parte dal punto di agopuntura sul lato del torace, appena sotto il capezzolo, e scende lungo l'interno del braccio fino alla punta del dito medio.

10 - Meridiano del Triplice Riscaldatore:

Questo meridiano è associato agli organi della parte superiore del tronco, tra cui polmoni, cuore, fegato, cistifellea, stomaco e intestino tenue. Parte dal punto di agopuntura sul lato dell'anulare e scende lungo il braccio, oltre il gomito e la spalla, fino al punto di agopuntura sul lato del viso, vicino all'orecchio.

11 - Meridiano della cistifellea:

Questo meridiano è associato alla cistifellea e al sistema digestivo. Parte dal punto di agopuntura sulla tempia e percorre il lato della testa, il collo, il tronco e le gambe fino al punto di agopuntura sul bordo esterno del quarto dito del piede.

12 - Meridiano del fegato:

Questo meridiano è associato al fegato e al sistema digestivo. Inizia dal punto di agopuntura sul bordo esterno del piede, tra l'alluce e il secondo dito, e risale l'interno della gamba e della coscia fino al punto di agopuntura sulla parte superiore della costola.

Oltre a questi meridiani principali, esistono anche 8 meridiani supplementari, che sono canali energetici secondari e collegano i meridiani principali tra loro.

Gli otto meridiani extra, noti anche come vasi meravigliosi o meridiani curiosi, sono un'ulteriore serie di canali energetici riconosciuti dalla medicina tradizionale cinese. Svolgono un ruolo importante nella circolazione e nella regolazione dell'energia nel corpo.

1. Vaso di governo (Du Mai): Inizia alla base della colonna vertebrale e risale la schiena del corpo fino alla sommità del capo.

2. Vaso del concepimento (Ren Mai): inizia nel basso addome, corre lungo la linea mediana della parte anteriore del corpo fino al punto tra il mento e il labbro inferiore.

3. Vaso della longevità (Dai Mai): Circonda la vita, passando per la parte esterna dei fianchi e delle cosce.

4. Vaso penetrante (Chong Mai): Attraversa l'addome, il torace e la gola, collegandosi con altri meridiani importanti.

5. Vaso di collegamento Yin (Yin Wei Mai): Passa attraverso l'interno della gamba, risale attraverso l'addome e il torace fino al petto.

6. Vaso di collegamento Yang (Yang Wei Mai): Passa lungo la parte esterna della gamba, risale la parte posteriore del corpo fino al cranio.

7. Vaso dell'anima (Shen Mai): è legato alla spiritualità e si collega al cuore, alla lingua e agli occhi.

8. Vaso della Terra (Qiao Mai): Corre lungo la parte esterna della gamba e si collega al Vaso Penetrante e ai meridiani di collegamento Yin e Yang.

Posizioni delle mani per lavorare i meridiani

Nel Reiki, l'operatore utilizza diverse posizioni delle mani per canalizzare l'energia vitale universale e promuovere l'equilibrio nei meridiani del corpo. Sebbene i meridiani non siano punti fisici fissi, ci sono punti chiave lungo i meridiani comunemente usati nel Reiki per equilibrare l'energia.

È importante sottolineare innanzitutto che i punti chiave lungo i meridiani, noti anche come punti di agopuntura, sono distribuiti in tutto il corpo umano. Ogni meridiano ha una serie di punti specifici che vengono utilizzati in agopuntura e sui quali si può lavorare anche nel Reiki per equilibrare l'energia.

Di seguito, descrivo alcuni esempi di punti chiave su alcuni dei principali meridiani del corpo:

Meridiano del polmone:

Il punto chiave di questo meridiano si trova nella parte superiore del petto, vicino alla clavicola.

Meridiano dell'intestino crasso:

Il punto chiave di questo meridiano si trova all'esterno del gomito.

Meridiano dello stomaco:

Il punto chiave di questo meridiano si trova nella regione addominale, sotto il petto.

Meridiano della milza e del pancreas:

Il punto chiave di questo meridiano si trova nella parte interna della caviglia.

Meridiano del cuore:

Il punto chiave di questo meridiano si trova sul lato interno del braccio, vicino al polso.

Meridiano dell'intestino tenue:

Il punto chiave di questo meridiano si trova sulla parte posteriore della spalla.

Meridiano della vescica:

Il punto chiave di questo meridiano si trova sul retro della gamba, sotto il ginocchio.

Meridiano del rene:

Il punto chiave di questo meridiano si trova nella parte bassa della schiena, vicino ai reni.

Questi sono solo alcuni esempi, poiché i punti chiave di ogni meridiano sono numerosi. Ogni punto ha un nome specifico secondo la terminologia dell'agopuntura e la sua stimolazione può aiutare a bilanciare l'energia lungo il meridiano corrispondente.

È importante ricordare che il Reiki non si basa esclusivamente sulla stimolazione dei punti di agopuntura, ma piuttosto sulla canalizzazione dell'energia vitale universale attraverso le mani. Pertanto, durante una sessione di Reiki, l'operatore può dirigere l'energia verso i punti chiave, ma può anche lavorare in modo più ampio sulle aree del corpo che necessitano di un riequilibrio energetico.

Quando lavora con i meridiani, l'operatore Reiki può seguire le seguenti linee guida:

Posizione delle mani:

L'operatore può posizionare le mani direttamente sui punti chiave lungo i meridiani. Queste posizioni possono essere eseguite in sequenza, passando attraverso diverse parti del corpo o concentrandosi su aree specifiche che richiedono attenzione.

Intuizione e sensibilità:

L'operatore Reiki è incoraggiato ad affidarsi al proprio intuito e alla propria sensibilità per identificare i punti in cui l'energia deve essere equilibrata. Questa sensibilità può essere sviluppata attraverso la pratica e la connessione con l'energia universale.

Movimenti delicati e calmi:

Durante l'applicazione del Reiki ai meridiani, l'operatore compie movimenti delicati e calmi con le mani. Può trattarsi di tocchi leggeri, di far scorrere delicatamente le mani sulla pelle o di tenerle in una posizione fissa per un po'.

Flusso energetico continuo:

L'operatore Reiki cerca di creare un flusso continuo di energia lungo i meridiani, permettendo all'energia di fluire naturalmente e di rimuovere i blocchi. Questo flusso può essere mantenuto attraverso l'intenzione e la concentrazione dell'operatore.

È importante sottolineare che ogni operatore di Reiki può avere un proprio approccio e preferenze riguardo all'applicazione delle mani sui meridiani. Anche la formazione e l'esperienza giocano un ruolo importante nello sviluppo delle capacità dell'operatore di bilanciare efficacemente i meridiani.

Benefici del lavoro sui meridiani:

Lavorando sul flusso energetico nei meridiani, il Reiki può apportare numerosi benefici. Questi includono l'alleviamento dei sintomi fisici, il rafforzamento del sistema immunitario, l'equilibrio emotivo, l'aumento della vitalità e la promozione dell'armonia generale nel corpo e nella mente. Lavorare sui meridiani permette all'energia vitale di fluire liberamente, sostenendo la salute e il benessere olistico.

La comprensione dei meridiani e della loro relazione con il Reiki permette di lavorare con il flusso energetico in modo specifico ed efficace. Applicando il Reiki nelle posizioni delle mani, integrandolo con altre tecniche e dirigendo l'energia verso i meridiani corrispondenti, possiamo promuovere l'equilibrio energetico e sbloccare le aree di tensione, apportando notevoli benefici alla salute e al benessere. Il Reiki è uno strumento potente per lavorare con l'energia vitale nei meridiani, ripristinando l'equilibrio e l'armonia del corpo e della mente.

Capitolo 14
Rilasciare i Blocchi Emotivi

Passiamo a un aspetto importante della guarigione emotiva, l'approccio del Reiki alla guarigione dei traumi del passato e al rilascio dei blocchi emotivi. Capirete come il Reiki sia uno strumento efficace per sbloccare gli schemi energetici stagnanti, permettendo una guarigione profonda delle ferite emotive.

I traumi sono eventi o esperienze dolorose che lasciano un segno profondo nella nostra psiche. Questi traumi possono derivare da abusi fisici, emotivi o sessuali, perdite significative, incidenti e altri eventi traumatici. Possono influire negativamente sulla qualità della vita, sulle relazioni, sul benessere emotivo e talvolta sulla salute fisica.

Il Reiki lavora con l'energia vitale universale, dirigendola verso le aree del corpo e della mente che necessitano di guarigione. In questo contesto, il Reiki può aiutare a liberare i blocchi energetici causati da traumi passati, che possono influire negativamente sulla salute fisica ed emotiva.

In questo contesto, alcune tecniche specifiche di Reiki possono essere applicate per guarire i traumi del passato e liberare i blocchi emotivi. Ciò può includere l'applicazione del Reiki alle aree del corpo collegate al trauma, l'uso di simboli Reiki e mantra specifici per lavorare sulla guarigione emotiva e l'uso di visualizzazioni e meditazioni guidate per accedere e rilasciare le emozioni bloccate.

Esistono diverse tecniche specifiche di Reiki che possono essere applicate per guarire i traumi del passato e liberare i blocchi emotivi, come ad esempio:

Applicare il Reiki alle aree del corpo collegate al trauma:

In questa tecnica, l'operatore Reiki dirige l'energia di guarigione verso le aree del corpo che sono direttamente collegate al trauma passato. Per esempio, se il trauma è legato a una lesione fisica, il Reiki può essere applicato direttamente all'area interessata per aiutare la guarigione fisica ed emotiva.

Uso di simboli Reiki e mantra specifici:

I simboli e i mantra del Reiki hanno potenti effetti terapeutici. Quando si guarisce da traumi passati, l'operatore può usare simboli specifici e cantare mantra durante la sessione di Reiki. Questi simboli e mantra dovrebbero essere finalizzati a lavorare sulla guarigione emotiva, aiutando a rilasciare i blocchi e a bilanciare le energie del corpo.

Anche se l'argomento è già stato trattato nelle pagine precedenti, vale la pena di sottolineare i mantra e i simboli specifici sopra menzionati.

1) "Cho Ku Rei" - È il mantra del potere e può essere cantato per rafforzare l'energia di guarigione del Reiki e indirizzarla in modo specifico alla zona colpita dal trauma.

2) "Sei He Ki" - Questo mantra è conosciuto come il simbolo dell'armonia e della guarigione mentale ed emotiva. Cantandolo, l'operatore può cercare di armonizzare le emozioni e sciogliere i blocchi emotivi legati al trauma.

3 - "Hon Sha Ze Sho Nen" - Questo mantra è usato per lavorare con l'energia a distanza e può essere cantato con l'intenzione di inviare energia di guarigione a momenti passati che ancora influenzano emotivamente la persona.

Ricordate che ogni mantra ha un simbolo sacro corrispondente, come mostrato sopra.

Visualizzazioni e meditazioni guidate

L'uso di visualizzazioni e meditazioni guidate è una tecnica efficace per accedere e liberare le emozioni bloccate durante la guarigione dei traumi del passato. Queste pratiche possono essere incorporate nelle sessioni di Reiki per aiutare il ricevente a connettersi con il trauma in modo sicuro e controllato, facilitando il processo di guarigione emotiva.

Durante una sessione di Reiki, l'operatore può guidare il ricevente attraverso un viaggio di visualizzazione, creando un ambiente tranquillo e sicuro. Il ricevente è invitato a chiudere gli occhi e a rilassarsi, mentre l'operatore guida la sua immaginazione attraverso una serie di scene o scenari legati al trauma passato.

Ad esempio. L'operatore può iniziare la visualizzazione guidata chiedendo al ricevente di immaginarsi in un luogo tranquillo, come una spiaggia assolata. Man mano che la visualizzazione procede, l'operatore chiede al ricevente di connettersi con le emozioni che emergono quando si ricorda il trauma. Questo può includere la visualizzazione di situazioni o persone legate al trauma, permettendo al ricevente di esplorare e rilasciare le emozioni bloccate associate a queste esperienze.

Durante la visualizzazione guidata, l'operatore Reiki può anche dirigere l'energia di guarigione verso il ricevente, utilizzando tecniche di posizionamento delle mani o simboli Reiki specifici per intensificare il processo di guarigione. Questa combinazione di visualizzazione guidata ed energia Reiki aiuta a rilasciare le emozioni bloccate in modo delicato e graduale, consentendo al ricevente di elaborare il trauma in modo sicuro e di procedere verso la guarigione.

Inoltre, per aiutare il ricevente ad accedere e a rilasciare le emozioni bloccate, si possono utilizzare anche le meditazioni guidate. L'operatore può guidare il ricevente attraverso una meditazione, utilizzando tecniche di respirazione, visualizzazione e concentrazione mentale per calmare la mente e aprire lo spazio per la guarigione emotiva. Durante la meditazione guidata, il ricevente è invitato a connettersi con le emozioni legate al trauma passato, permettendo loro di fluire e di essere rilasciate.

È importante notare che l'uso delle visualizzazioni e delle meditazioni guidate deve essere effettuato con cautela e sensibilità. L'operatore Reiki deve avere una buona comprensione del trauma ed essere preparato a gestire qualsiasi reazione emotiva intensa che possa sorgere durante il processo di guarigione. La sicurezza e il benessere del ricevente devono essere prioritari in tutte le fasi della pratica del Reiki con visualizzazioni e meditazioni guidate.

Lavorare a strati

Il Reiki può anche essere applicato a strati, affrontando gradualmente i diversi livelli di trauma emotivo. L'operatore può iniziare lavorando sugli strati più superficiali, liberando le emozioni più ovvie e immediate legate al trauma. Man mano che il processo procede, il Reiki può penetrare negli strati più profondi, liberando emozioni più sottili e antiche che possono essere radicate nel trauma passato.

È importante sottolineare che queste tecniche vengono applicate in base alle esigenze e alla sensibilità del ricevente. È necessario entrare in sintonia con l'energia del ricevente e adattare le tecniche a ogni situazione specifica. La guarigione da un trauma del passato è un processo delicato e individuale, e il Reiki è uno strumento potente per sostenere questo processo di guarigione emotiva e per liberare i blocchi.

Capitolo 15
Stimolare il Processo di Autoguarigione

Nel contesto del Reiki, la salute fisica è considerata un aspetto essenziale del benessere generale. Il Reiki può essere uno strumento efficace per stimolare il processo di autoguarigione del corpo, promuovendo l'equilibrio e l'armonia energetica.

Durante una sessione di Reiki, l'operatore agisce come un canale per l'energia di guarigione, dirigendo l'energia vitale universale verso il ricevente. Questa energia è intelligente e fluisce dove è più necessaria, attivando il sistema di autoguarigione del corpo.

Ci sono diversi modi in cui il Reiki può stimolare il processo di autoguarigione a livello fisico. Ecco alcuni aspetti chiave da considerare:

Equilibrio energetico:

Il Reiki lavora per equilibrare il flusso di energia nei diversi centri energetici del corpo, i chakra. Questa armonizzazione energetica aiuta a rafforzare il sistema immunitario, a rivitalizzare gli organi e i tessuti e a promuovere una sensazione generale di vitalità.

I chakra sono centri energetici situati in tutto il corpo, ognuno dei quali è associato a diversi organi e sistemi. L'esatta ubicazione e le modalità di applicazione dell'energia a questi punti sono già state ampiamente discusse nei precedenti argomenti, ma per consolidare l'apprendimento ci addentreremo un po' di più nell'argomento. Lavorando con i chakra durante una sessione di Reiki, l'operatore può aiutare a bilanciare l'energia in queste aree specifiche del corpo, promuovendo la guarigione fisica. Ecco alcune delle principali associazioni tra i chakra e i relativi organi:

Chakra della radice (Muladhara):

Posizione: Base della colonna vertebrale.

Organi associati: Sistema scheletrico, piedi, gambe, colon, retto e ghiandole surrenali.

Chakra sacrale (Svadhisthana):

Posizione: regione dell'addome, sotto l'ombelico.

Organi associati: Organi riproduttivi, vescica, intestino, parte bassa della schiena e ghiandole surrenali.

Chakra del plesso solare (Manipura):

Posizione: regione addominale, sopra l'ombelico.

Organi associati: stomaco, fegato, cistifellea, pancreas, intestino tenue, milza e ghiandole surrenali.

Chakra del cuore (Anahata):

Posizione: centro del torace.

Organi associati: Cuore, polmoni, sistema circolatorio, sistema immunitario e ghiandola del timo.

Chakra della gola (Vishuddha):

Posizione: Gola.

Organi associati: gola, collo, tiroide, paratiroidi, mascella, bocca e corde vocali.

Chakra del terzo occhio (Ajna):

Posizione: Tra le sopracciglia, sulla fronte.

Organi associati: ghiandola pineale, occhi, cervello, sistema nervoso centrale e sistema endocrino.

Chakra della corona (Sahasrara):

Localizzazione: sommità della testa.

Organi associati: ghiandola pituitaria, cervello e sistema nervoso centrale.

È importante ricordare che il Reiki funziona in modo olistico e che l'energia può fluire in aree diverse da quelle direttamente associate ai chakra. Inoltre, ogni persona è unica e può avere esperienze ed esigenze individuali durante le sessioni di Reiki. Un operatore Reiki qualificato sarà in grado di adattare l'approccio alle esigenze specifiche di ogni persona, cercando di equilibrare l'energia e di promuovere la guarigione fisica in modo completo.

Riduzione dello stress:

La riduzione dello stress è una delle aree in cui il Reiki può offrire benefici significativi. Lo stress cronico può avere un impatto negativo sulla salute fisica ed emotiva ed è importante trovare il modo di gestirlo e ridurne gli effetti. Il Reiki è una terapia energetica che aiuta a ridurre lo stress e l'ansia promuovendo un rilassamento profondo e alleviando la tensione muscolare.

Durante una sessione di Reiki volta a ridurre lo stress, l'operatore indirizza l'energia di guarigione al ricevente attraverso le mani. L'energia del Reiki agisce a livello fisico, mentale, emotivo e spirituale, fornendo uno stato di calma ed equilibrio.

Una delle tecniche comuni di applicazione del Reiki per ridurre lo stress è l'imposizione delle mani. L'operatore appoggia delicatamente le mani su aree specifiche del corpo del ricevente, permettendo all'energia Reiki di fluire e di agire sui punti che necessitano di equilibrio e guarigione. Questa tecnica favorisce un rilassamento profondo, alleviando la tensione muscolare e liberando lo stress accumulato.

Quando si applica l'imposizione delle mani per ridurre lo stress, ci sono alcune zone del corpo che spesso sono considerate più appropriate. Tuttavia, è importante sottolineare che la scelta di aree specifiche può variare a seconda delle preferenze dell'operatore e delle esigenze individuali del ricevente. Alcune aree comunemente utilizzate sono

Testa e viso:

Appoggiare delicatamente le mani sulla testa e sul viso può aiutare a rilassare i muscoli facciali, ad alleviare la tensione della mascella e a promuovere un senso di tranquillità.

Collo e spalle:

Queste zone sono spesso colpite dall'accumulo di tensione e stress. Imporre le mani su queste zone può aiutare a sciogliere le tensioni muscolari e a favorire il rilassamento.

Petto e cuore:

Il chakra del cuore è associato alle emozioni e all'equilibrio emotivo. Imporre le mani sul petto e sul cuore può aiutare a liberare le emozioni bloccate e a promuovere un senso di pace e di connessione.

Addome:

L'addome è spesso considerato un importante centro energetico. Imporre le mani su quest'area può aiutare a liberare le tensioni emotive e a promuovere un flusso energetico equilibrato.

Schiena:

La zona della schiena è spesso interessata da stress e tensioni muscolari. Imporre le mani su questa zona può aiutare a rilassare i muscoli tesi, ad alleviare il disagio e a promuovere uno stato di calma.

È importante sottolineare che l'operatore Reiki deve affidarsi alla propria intuizione e alla guida del ricevente per determinare le aree più appropriate per l'applicazione dell'imposizione delle mani. Ogni individuo è unico e le sue esigenze possono variare. L'obiettivo principale è permettere all'energia del Reiki di fluire e agire sui punti che necessitano di equilibrio e guarigione, fornendo un rilassamento profondo, alleviando la tensione muscolare e liberando lo stress accumulato.

Oltre alle sedute di Reiki, si raccomanda al ricevente di incorporare nella sua vita quotidiana pratiche di autocura per affrontare lo stress. Ciò può includere la pratica regolare della meditazione, esercizi di rilassamento come lo stretching dolce e la ricerca di attività che diano piacere e sollievo, come gli hobby o il tempo libero.

Stimolare il processo di rigenerazione:

Il Reiki può agire come catalizzatore del processo di rigenerazione cellulare. Indirizzando l'energia curativa in aree specifiche del corpo, il Reiki può accelerare la guarigione delle ferite, promuovere la rigenerazione dei tessuti danneggiati e aiutare il recupero post-operatorio.

Stimolare il processo di rigenerazione è una delle proprietà benefiche del Reiki. Questa pratica energetica ha la capacità di agire come catalizzatore della rigenerazione cellulare, favorendo il processo di guarigione e recupero dell'organismo. Vediamo come il Reiki può promuovere questo stimolo e quali benefici sono associati a questo approccio terapeutico.

Quando un operatore Reiki indirizza l'energia di guarigione verso aree specifiche del corpo, può accelerare la guarigione delle ferite e promuovere la rigenerazione dei tessuti danneggiati. Questa energia vitale, chiamata Ki o Qi, viene incanalata attraverso le mani dell'operatore, che vengono appoggiate delicatamente sulla zona interessata. Il flusso di energia Reiki in quest'area stimola la circolazione sanguigna, il metabolismo cellulare e l'attività dei sistemi di riparazione e rigenerazione del corpo.

Quando si applica il Reiki a ferite o lesioni, il flusso di energia curativa stimola le cellule a rigenerarsi in modo più efficiente. Questo può accelerare il processo di guarigione, ridurre l'infiammazione e minimizzare il rischio di complicazioni. Inoltre, il Reiki può essere utile anche nel periodo post-operatorio, contribuendo ad accelerare il recupero e a ripristinare la salute.

I benefici della stimolazione del processo di rigenerazione con il Reiki vanno oltre la guarigione fisica. L'energia sottile del Reiki agisce anche a livello emotivo e spirituale, promuovendo un equilibrio olistico. Il Reiki aiuta ad alleviare lo stress, l'ansia e il dolore associati al recupero da un infortunio o da un intervento chirurgico, fornendo uno stato di profondo rilassamento, benessere e ottimismo.

Oltre all'applicazione diretta sulle zone colpite, il Reiki può essere diretto ai chakra relativi alla regione del corpo che necessita di rigenerazione. Bilanciando e armonizzando questi chakra, si ripristina il flusso di energia vitale, stimolando il processo di rigenerazione a livello energetico e fisico.

Rafforzamento del sistema immunitario:

L'energia del Reiki può rafforzare il sistema immunitario, aiutando l'organismo a combattere malattie e infezioni. Ciò avviene grazie al bilanciamento dell'energia vitale, fondamentale per il sano funzionamento del sistema immunitario.

L'energia Reiki svolge un ruolo importante nel rafforzamento del sistema immunitario. Incanalando l'energia di guarigione, il Reiki lavora per bilanciare e armonizzare l'energia vitale del corpo, dando al sistema immunitario una spinta e aiutando l'organismo a combattere malattie e infezioni. Approfondiamo come il Reiki influenza il sistema immunitario e i benefici associati a questa interazione.

Il sistema immunitario è responsabile della difesa dell'organismo contro agenti invasori come batteri, virus, funghi e cellule anomale. Quando il sistema immunitario è indebolito o squilibrato, il corpo diventa più suscettibile alle malattie e alle infezioni. È qui che entra in gioco il Reiki, che aiuta a rafforzare ed equilibrare questo sistema essenziale per la salute.

Quando si applica il Reiki, l'operatore incanala l'energia di guarigione verso il ricevente, permettendo a questa energia di fluire attraverso il corpo. Questa energia vitale, nota come Ki o Qi, è diretta verso il sistema immunitario. Imponendo le mani su aree chiave come il chakra del cuore, il chakra della gola e il chakra del plesso solare, il Reiki stimola il flusso di energia in queste regioni, rafforzando il sistema immunitario.

L'equilibrio dell'energia vitale promosso dal Reiki ha un effetto positivo sull'attività delle cellule immunitarie, come i linfociti, responsabili della risposta immunitaria. Il Reiki aiuta a ripristinare l'equilibrio naturale dell'organismo, permettendo al sistema immunitario di funzionare in modo più efficiente ed efficace. Questo può portare a una risposta immunitaria più robusta, aumentando la capacità dell'organismo di combattere malattie e infezioni.

Inoltre, il Reiki ha anche proprietà rilassanti e di riduzione dello stress. Lo stress cronico ha un impatto negativo sul sistema immunitario, indebolendone la funzione e rendendo l'organismo più suscettibile alle malattie. Promuovendo uno stato di profondo rilassamento, il Reiki aiuta a ridurre lo stress, alleviando la tensione fisica ed emotiva. Questo, a sua volta, rafforza il sistema immunitario, consentendogli di concentrarsi sulla protezione e sulla guarigione del corpo.

Chiusura

Quando questo viaggio volge al termine, potreste sentirvi diversi da quando avete iniziato. Questo non era solo un libro, ma un invito a esplorare i segreti profondi dell'energia che ci connette a tutto. Reiki - I segreti dell'energia di guarigione ha rivelato molto di più di tecniche o pratiche. Ha aperto le porte a una comprensione più profonda della vita, dell'universo e, soprattutto, di se stessi.

Scorrendo i capitoli, abbiamo visto come l'energia vitale universale permei ogni aspetto della nostra esistenza. Dal tocco curativo all'invio di Reiki a distanza, abbiamo imparato che il potere di guarigione non si limita al corpo fisico, ma si estende alle emozioni, alla mente e allo spirito. Questa energia è più di uno strumento; è un linguaggio sottile che ci riconnette con la nostra essenza e con il mondo che ci circonda.

Ora, riflettendo su ciò che avete imparato, vi rendete conto che il Reiki va oltre la pratica individuale. È una chiamata a integrare la sua saggezza in tutto ciò che facciamo. Ogni atto di gentilezza, ogni respiro consapevole, ogni intenzione amorevole diventa un'estensione di ciò che il Reiki rappresenta. Quando incanaliamo questa energia, non solo offriamo la guarigione, ma veniamo anche guariti. Partecipiamo a un ciclo infinito di dare e ricevere, di cui tutti beneficiano.

Il Reiki ci insegna che la vita è un flusso costante di energia. Quando questo flusso si interrompe, sorgono blocchi, malattie e squilibri. Ma ora avete gli strumenti per ripristinare questo flusso, per voi stessi, per gli altri o anche per il pianeta. È un privilegio e una responsabilità, perché ogni volta che scegliamo di agire come canali di guarigione, contribuiamo a un mondo più armonioso.

Vi sono stati presentati i principi fondamentali: gentilezza, gratitudine, lavoro onesto, calma e accettazione. Non sono solo precetti filosofici, ma pilastri pratici che possono trasformare il vostro modo di vivere. Immaginate un mondo in cui ogni persona scelga, anche solo per un momento, di non preoccuparsi o arrabbiarsi, ma di agire con gentilezza. Questo è il potenziale trasformativo del Reiki, che inizia a livello individuale ma si riverbera oltre.

E che dire degli insegnamenti sugli animali, sui bambini e sull'applicazione del Reiki negli ambienti? Questi capitoli ci ricordano che l'energia vitale non fa discriminazioni. Tutti gli esseri viventi, dai più piccoli ai più maestosi, sono degni di amore e di equilibrio. Quando usiamo il Reiki per aiutare un animale o confortare un bambino, ci connettiamo con qualcosa di più grande di noi: il tessuto invisibile che unisce tutta la creazione.

Ma forse la rivelazione più grande è che il Reiki è un viaggio senza fine. Ogni pratica, ogni sessione, ogni momento di introspezione è un passo verso una comprensione più profonda. Anche i maestri più esperti continuano a imparare, perché l'energia universale è infinita e si rinnova sempre. Anche voi continuerete a crescere, trovando nuovi modi per integrare il Reiki nella vostra vita.

È importante ricordare che questo non è un punto di arrivo, ma un punto di partenza. La conoscenza acquisita qui è solo l'inizio di una trasformazione continua. Forse sceglierete di approfondire la vostra pratica, di esplorare nuovi aspetti del Reiki o di condividerlo con altri. O forse permetterete semplicemente che diventi una parte naturale della vostra esistenza, influenzando silenziosamente le vostre scelte, i vostri pensieri e le vostre azioni.

Mentre chiudiamo questo ciclo, pensate a come potete applicare ciò che avete imparato. Immaginate le persone della vostra vita, le sfide che dovete affrontare, i sogni che volete realizzare. Il Reiki è uno strumento che può illuminare tutti questi aspetti, offrendo chiarezza, equilibrio e forza. Usatelo con saggezza e con il cuore aperto e sarà un alleato costante nel vostro cammino.

Infine, sappiate che l'energia che canalizzate non scompare mai. Continua a fluire, a nutrire e a trasformare, anche quando non ne siamo consapevoli. Ogni intenzione amorevole, ogni gesto di guarigione lascia un segno nell'universo. E così come siete stati trasformati nel corso di questa lettura, siete anche in grado di trasformare il mondo che vi circonda.

Portate con voi l'essenza di questo libro: la guarigione è molto più che alleviare i sintomi; si tratta di ristabilire l'equilibrio, riconnettersi con la fonte e vivere in armonia con il tutto. Che possiate trovare pace in ogni respiro, gratitudine in ogni momento e amore in ogni interazione. Che il Reiki vi ricordi costantemente che, nel vasto universo, siete sia una parte che il tutto, sempre interconnessi, sempre in flusso.

Con gratitudine.

www.ingramcontent.com/pod-product-compliance
Lightning Source LLC
LaVergne TN
LVHW040059080526
838202LV00045B/3713